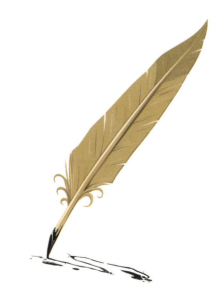

「治疗」健康观念 Ⅰ

HEALTHY CONCEPT TREATMENT

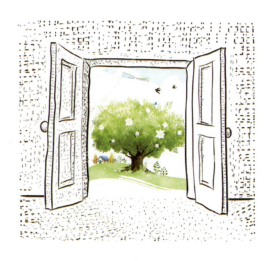

张大春 / 著

让每个家庭都有一个懂健康的人

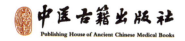

中医古籍出版社
Publishing House of Ancient Chinese Medical Books

图书在版编目（CIP）数据

健康观念"治疗".Ⅰ/ 张大春著. --北京：中医古籍出版社，2021.7
　ISBN 978-7-5152-1835-9

Ⅰ.①健… Ⅱ.①张… Ⅲ.①健康教育－中国-普及读物 Ⅳ.①R193-49

中国版本图书馆CIP数据核字(2018)第250811号

健康观念"治疗".Ⅰ
张大春　著

责任编辑：王益军
出版发行：中医古籍出版社
社　　址：北京东直门内南小街16号（100700）
电　　话：010-64089446（总编室）010-64002949（发行部）
网　　址：www.zhongyiguji.com.cn
印　　刷：北京众意鑫成科技有限公司
开　　本：787mm×1092mm　　1/16
印　　张：13.5
字　　数：170千字
版　　次：2021年7月第1版　2021年7月第1次印刷
书　　号：978-7-5152-1835-9
定　　价：68.00元

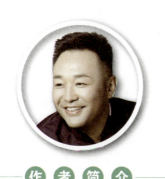

── 作 者 简 介 ──

张大春

青海大通县人,现居西安

健康观念"治疗"创始人

陕西大春文化传播有限公司董事长

健康观念"治疗"课程

他创立的"健康三道门"理论让普通老百姓找到健康的方向,用通俗易懂的故事,把复杂的疾病翻译得让六岁的孩子都能听懂,让您把健康的能力掌握在自己手上!

他坚信:健康不在医学里,而在生活里。他坚持五不讲:不讲产品、不讲中医、不讲西医、不讲疾病、不讲治疗方法。

他用十多年时间,两千多场演讲的经验,打造了一堂神奇的课程。他的健康课程可以做到一个人学习,全家人受益。

他立志用后半生的演讲,影响一亿人的生活,改变一亿个家庭的生活方式,让每个家庭都有一个懂健康的人。

自序

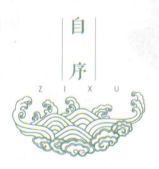

《健康观念"治疗"》这本书我用了5年时间筹备,其中包含了10年2000余场演讲的积累。意外发现三个重要的规律,我把这三个不相关联的规律串在一起,竟然解开很多健康的秘密。

第一个规律:什么叫传播与传承。一定有个翻译过程,就是把"知道"讲到"明白",也就是把专业变成常识,再把常识变成故事。故事里有思想与精神,知识才能被很好地记忆、传播和传承。

第二个规律:要改变一个人,不要给他讲大道理,更不要教育与监督他的行为,不然很多关心和爱,就会变成抬杠与争吵,因为一个人不能改变另一个人。要想影响他,就要用规律性的思想观念,用"照镜子"一样的方式,让他自己发现问题所在,用内观方向解决问题。

第三个规律:所有的疾病逃不过两个字——因果。比如一个孩子"因为"饿"结果"哭,你只解决"果"——哭,就会发现这个孩子没完没了,一辈子解决不掉这个问题。如果换个方向,去解决"因"——为什么哭,就会很容易彻底解决问题。这个规律告诉我们,所有的疾病都是"果",

得病的"因"是不良生活习惯，所有西药解决疾病的"果"，中医解决疾病的"因"，谁管果没结果，谁管因能去根，不懂"因果"，错上加错。

基于这三个规律的发现，才有了这本书的内容与风格。用6岁孩子都能听懂的故事，翻译身体的语言、医生的语言、自然的语言、疾病的语言，让老百姓听得懂、用得上，解决疑难杂症。我的健康观念"治疗"内容不讲产品、不讲西医、不讲中医、不讲治疗方法、不讲疾病，我只问病"因"。你只要知道病是怎么来的，就能知道怎么让病回去。让病人自己解决健康问题。

如果病人不改变不良生活习惯，全世界没有一个疾病能被治好，反而都会反复，最终无法治疗的疾病都会被叫作世界疑难杂症。因为10年前我就发现，我们身边的人长寿，不是因为学医或吃药，而是因为热爱生活，热爱生命。所以健康在生活里，不在医院里。

我希望通过讲故事的方式，把健康观念传递到每一个家庭。教育应从孩子抓起，习惯应该从小培养，孩子改变习惯是为了他的未来，成人改变习惯是为了孩子的未来。

我立志用我后半生的演讲改变一亿人，影响一亿个家庭，让每个家庭都有一个懂健康的人，一个人学习，全家人受益。研究健康不是医学与科学的专利，而是每个老百姓的权利，所以我想把健康的权利与能力还给每一个人和每一个家庭。

本书仅代表个人观点，不否定任何医学与科学，此书与任何产品销售无关。

2018年10月20日

推荐语

有人说，人不是死于疾病而是死于无知。大春的《健康观念"治疗"》更是一语中的，人不健康，很多都是健康观念的问题。几十年实践发现，确实很有同感，其实很多病并不难治，难治的是许多人的健康观念问题。所以，观念"治疗"是很有现实意义的。观念改变才能进取，免疫力才会被激发出来，健康才会迅速改变。大春的《健康观念"治疗"》通俗易懂，在情在理有效果，相信会帮助更多的人改变健康观念、生活习惯，提升免疫力，是很值得看的一本书。

——蔡洪光　中国科学管理研究院特邀研究员、中华健康管理促进联盟副主席、广州洪光经络文化传播有限公司董事长

健康是人生的第一大财富，大春老师提倡用健康的观念来引导健康，改变了我们常规治疗的观念。健康观念是对人身心的治疗，是一种彻彻底底的治疗法，所以我们要积极倡导大春老师的观念"治疗"法，迎接健康，从你我做起！

——陈忠洲　中国国画研究院院长

他，是一位勇士，十年如一日，砥砺前行，先于医生，未雨绸缪，把疗愈的理念传遍大江南北，将健康的恢复权利交还患者本人。用金银珍宝装饰容颜，不如用大春之道保健身体，愿《健康观念"治疗"》带你开启健康之门。

——房阁　医学博士，西安永宁康复医疗中心、西安永宁互联网医院院长，重症、全科副主任医师，国家高级健康管理师

大春老师作为大道至简的践行者，从事健康行业十多年如一日。他通过最接地气的生活故事阐述健康哲理，其通俗易懂的课程让学员们一学就会，一用就有结果，众人受益颇多。大春老师是一位最具情怀的老师，一直走在渡人的路上，片刻不曾停歇。他多年探索，寻得健康规律，用心写书，经反复修改，终成就著作《健康观念"治疗"》。期待大春老师的《健康观念"治疗"》出版，相信开卷阅读，必将受益终生！

　　——盖思宏　厚贤教育创办人、领袖毅行发起人、西安和平医院董事、陕西巨兴农业有限公司董事

　　面对汹涌而来的慢性病大军，大春老师在生活中寻求彻底解决问题的答案，从内心中寻觅疾病的根本原因，以通俗易懂的故事作为传播载体，构建了观念"治疗"的系列体系，令人耳目一新，振聋发聩，启迪心灵，增长智慧。更重要的是，人人能用，行之有效。观念"治疗"的体系，健康产业之传道者，愿他能泽被九州，光耀世界。

　　——甘洪全　医学博士、留美博士后、甘博士小儿推拿体系创立人

　　健康的需求，是一个社会发展到一定程度之后的必然趋势。可如何理解健康，如何真正拥有健康，是全社会在关注和讨论的问题！我们说"心净，则国土净；心安，则国土安"，做一个健康的人，首先应该从拥有一个健康的观念和心灵开始！大春老师以多年的思考和沉淀，为我们如何思考健康和拥有健康，提供了很好的参考！希望这利国利民的观念让更多人受益！

　　——郭继承　中国政法大学

　　真正的健康是"身、心、灵"全面健康，但大部分人连"身"的健康都达不到，但大春老师的《健康观念"治疗"》，以通俗易懂的诠释，直指人心，不仅教会您掌握健康的命脉，还教会您让家庭拥有健康的生活方式，甚至让您的整个家族受益，这不仅是每一个想获取健康人生的人的愿望，也是天下百姓共同的福气，相信本书将会提升全民的健康指数。

　　——姜岚昕　世华教育科技集团创始人、董事长，北京华夏管理学院校长

人一生真正的财富是健康，没有健康，什么都没有，所以推广健康事业，倡导健康人生是最伟大的事业，更是功德无量的事业。而张大春老师正是这样一位导师，用自己所有的学习与研究，科学地阐述了健康的理念与健康的经验。在这里，我隆重向大家推荐这样一本书，它会成为全家的健康导航，让生命更加有质量，为亲人分享科学的健康理念！感谢大春老师的辛勤付出与奉献，相信这是读者们的福音。

——李强　365创始人、北京企业管理研修学院董事长、北京博锐思远网络科技有限公司董事长、互联网终身推动者

　　万病之源都是因为细胞的病变，"健康运动，生活美学，公益行旅，乐善人生"是我追求践行的目标，和张老师的生活疗法不谋而合，让我们共同分享给身边的朋友，一起努力践行，迈向健康世界！

——林炳生　永和豆浆创始人

　　大春先生的演讲有激情，信念强大。他提出的"观念治疗"通俗易懂，接地气。无毒一身轻，百病才能消。跟着蜜蜂找花朵，要养成良好的健康习惯。看了他写的书，会让人更加热爱生命，热爱生活。当一个人在"亚健康"的状态下，要懂得预防为主，懂得自我调理，恢复免疫力，恢复气血，恢复健康。所以我相信，认真读完大春先生写的这本书，会对你的健康及美好的生活有特别的帮助。

——刘景斓　学习型中国论坛创始人、执行主席

　　我是台湾人，特别敬佩张大春老师。大陆有14亿人口，诞生了不少伟人，特别是张大春老师。我看张大春老师一站上舞台，就进了"忘我"的境界，似乎成了上天的使者一般。我深信，张大春老师今世的使命是要捍卫所有乡亲国人的健康。从导正人们的观念，进一步修正"错误的生活作息"与"不对的饮食结构"，让"身体成为最好的医生"。我们要紧密跟随张大春老师，掌握"养生智慧"，守护全家大小的健康！张大春老师真是国家之宝！国人之福！

——欧阳英　亚洲生机饮食之父

《健康观念"治疗"》是一本专业健康导师的独白：它教你识别疾病的预兆，向你传递预防的信号；它让你认识习惯的重要，为你输送免费的弹药；它传授调理的诀窍，别撑到身体拉响警报；它诠释中医的玄妙，别等到患病才用猛料；它没有通篇的说教，只是给你一张前往健康的车票；它不是万能的灵药，却像极了父母充满关爱的唠叨；《健康观念"治疗"》让身心灵都有依靠。

——石岩　著名策划人

大春的观念"治疗"，是对身心灵的"治疗"，全面而又生动，简单易行、身行合一，是健康从业者必修的课程，只要听话照做，人人都可以达到健康、事业双丰收。

——陶国林　白银市政协常委，创业天下创始人，甘肃国林公益基金会理事长

听了张大春老师的课，我感觉非常"震撼"！张老师不但传授了健康的诀窍、更传授了做人的诀窍、做事业的诀窍。听课后，我再去看佛教、道教和心理学方面的书，就感觉很好懂了，很好理解了。我们长这么大，从小学到大学，从家庭到社会，从员工到单位负责人，从来没有人这么明明白白地告诉我们这些规律和原理。我们虽然能从人生中悟，从书中悟，从教训中悟，但不一定能悟到真理。我们如果能掌握张老师讲的这些规律，就会成为健康的人，幸福的人，成功的人。

——王晋生　全国颈腰腿痛研究会副会长

大春老师是我见过讲健康观念最严谨、最认真、而且最落地、广受学员欢迎的老师。他的健康观念让人耳目一新，无论是健康从业者，还是普通人，都能从中获得关于健康、关于疾病认知的新启发，于人于己，获益匪浅。大春老师多年来一直孜孜不倦，深耕健康观念的研究和传播，相信这本书是他最新思想的集大成杰作。

——王琨　慧宇教育创办人、中国家庭教育终身推动者

《健康观念"治疗"》这个书名已让我体悟深刻,我读过大春同志的第一册书,知道了这个题目所蕴含的人类健康整体观,这是人体调理的方向性问题。一年后适逢第二册出版,甚感欣慰,大春的台上讲座和日常笔耕,正体现着他对人类健康的责任和使命,他用自己主动、积极的作为,诠释着一个人的健康三观,干着大健康落地的宏业,我期盼更多的读者,能从大春的书中悟到健康的真谛,改变观念,以达到不患病、少患病、晚患病和健康长寿目的。

——肖刚　陕西省保健局副局长、陕西省委机关医院院长

没有全民健康,就没有全民小康……可是长期以来,很多国人的健康还停留在传统的错误观念上,甚至一不小心就被各种假扮的大师忽悠,从而产生了严重的后果。张大春先生提倡用正确观念引导健康、改变健康,似一缕清风吹醒了我们的健康意识,激发了我们的健康能量,值得我们认真学习研究和身体力行。

——徐浩然　北京大学博士后、品牌战略管理专家

大春老师的《健康观念"治疗"》令我激动,书中非常明确地指出:拥有正确的健康观念是获得健康的第一步。如今,人们越来越重视健康,拥有健康也是每个人的权利,《健康观念"治疗"》一书能帮你识别健康误区,重获健康的权利。相信本书的出版,一定会让更多人重视健康,为人类的健康做出更大的贡献。

——许才燕　身体语言解读者、麻醉科医师、中山大学麻醉学硕士研究生

世间人与事,莫外因缘果。大春老师呕心沥血之作《健康观念"治疗"》,捧之觉慈悲,读之启智慧,行之得健康。观念正见是因,"治疗"得法是缘,平安健康是果。该书于浩瀚之保健刊物中独辟蹊径,以观念为先导,行"治疗"之实效,深入浅出、以小见大、通俗易懂、易学易行。希望众人早日得见此书,启智生慧、修习保康、利己惠人。

——张金铭　中国国学院易学研究院执行院长

昔之得一者，天得一以清，地得一以宁，神得一以灵，人得一以明，近乎道也。大春之道，近道矣，用平凡的故事，讲根本的道理，通俗易懂，老少都明白，这是在道上讲的故事，说的事理，此乃大道也。从平平淡淡看到了超越，从平平凡凡中看到不凡，此乃大春之道。
——周易兴　美国自然疗法博士、南京中医药大学医学博士、英国ITECH营养学讲师

　　人生奋斗的路上，太多人付出的是身体健康的透支，健康的身体是一切投资的唯一资本，但许多健康知识读物因专业性太强难以普及。《健康观念"治疗"》是一本前所未有的大众医学科普书，张大春老师用最简单的方式讲清楚最复杂的道理，一看就懂，可立刻受用，对于提高国民健康素养和幸福指数具有划时代的贡献。
——邹越　中原基础教育研究院院长

（按照姓氏首字母排序）

目录 Contents

自　序

推荐语

01　人不是死于疾病，而是死于无知

这个世界上最远的距离不是生与死，而是从"知道"到"明白"的距离。

02　疾病为什么会反复

西医"治"病，中医"调"病，一字之差，天壤之别。

03　如何用两个字解读大部分疾病

事物都有逻辑，谁找到逻辑，就等于找到解决问题的万能钥匙。

04 如何用因果解决疾病 25

谁管果，没结果，谁管因，能去根，不懂“因果”，错上加错。

05 一个害了四代人的矛盾理论 33

一辈子吃药说“很快”，调理几个月说“太慢”，这么矛盾的理论里隐藏着天大的秘密。

06 一个成语拯救 2.5 亿人 41

这个世界的所有疑难杂症，可以用一个成语解决。

07 如何让你与家人远离心脑血管疾病（上） 49

你如果不理解什么叫“老年性疾病”，就会伤害几代人。

08 如何让你与家人远离心脑血管疾病（下） 57

不是病难调，而是人难救。病人不改生活习惯，全世界的病都是世界疑难杂症。

09 大病查出来为什么到晚期（上） 65

你愿意接受大病查出来到晚期吗？如果不愿意，那一定要知道早期预防的知识。

10 大病查出来为什么到晚期（下） ㊼

大病早期，病人知道，医院知道，但是没有教育普及。

11 没有治百病的药，但有调百病的方法（上） ㊼

每个人都知道药物会降低免疫力，但不知道为何会降低，一旦知道，你只有后悔的份儿。

12 没有治百病的药，但有调百病的方法（中） ㊼

滥用抗生素会直接影响下一代孩子的健康，无知不能成为推卸责任的借口。

13 没有治百病的药，但有调百病的方法（下） ㊼

这个世界没有治百病的药，但是有调百病的方法，这个方法连医生都知道并且相信。

14 三岁见大，七岁见老 ⑩

孩子改变习惯是为了他的未来，家长改变习惯是为了孩子的未来。

15 为什么治疗疑难杂症的全是中医 ⑪

分科就像盲人摸象，不分科才能看到整体，并解决问题。

16 疾病与健康的区别（上） ⑫

医院是看"病"的，老百姓要"健康"，那为什么医院不看健康？你别错误地认为，病好了就健康了。

17 疾病与健康的区别（下） ⑫⑨

学会以不变应万变的秘密，破解千变万化的疾病。

18 如何解读排毒反应 ⑬⑤

找老病，防大病。

19 把好健康三道门，观念能救三代人 ⑭③

健康的第一道门是自己管，却没人学习；第二道门有人帮你，你却不信；第三道门要你命和钱，很多人挤破头都要去。

20 人民健康，还医于民 ⑮①

防病不是等着医院查出来，而是要让"病人"提前说出来。

21 你是否被"原因复杂，病因不清"这句话骗过 ⑮⑨

长时间的错误习惯叫"累加"，几个坏习惯在一起叫"叠加"，疾病就是它们造成的。

22 为什么吃得越好，死得越早 ⑯

人类的自我淘汰有一个隐形规律，就是让固执和无知的人先走。

23 让家人远离大病的秘密 ⑰

让我们得大病的不是外环境，而是内环境。

24 比流感更可怕的误区 ⑱

你可能因为别人推卸责任，而让自己走入更大的误区。

25 预防流感的五个要素 ⑲

无视正确的预防，让你离健康越来越远。

01

人不是死于疾病，而是死于无知

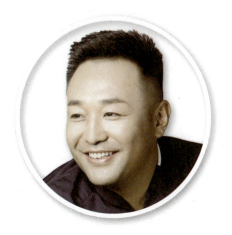

HEALTHY
CONCEPT

TREATMENT

健康观念 治疗

HEALTHY CONCEPT TREATMENT

> **大春心语**
>
> 现在很多人，不是死于疾病，而是死于无知。我们如果能解决"无知"的问题，也就意味着能预防大多数疾病。在本节中，我就为大家破解这个被我们忽略的秘密，通过解读两个字，让大家不用学医就可以让三代人受益，把健康掌握在自己手中。

在现代社会中，不论是医生、病人，还是从事健康行业的人，经常会提到这样一个话题，就是现在很多人，不是死于疾病，而是死于无知。

换句话说，我们如果能解决掉"无知"的问题，就意味着能预防大多数疾病，也就能够破解这个被我们忽略的秘密。通过解读这两个字，不学医，我们也可以让三代人受益，把健康掌握在自己手中。

什么叫"死于无知"？无知到底是什么？是对专业知识的无知、对疾病的无知，还是对生活方式的无知呢？

在这里，我问大家一个问题：西医给我们看病叫什么？叫治。

中医给我们看病叫什么？叫调。为什么同样都是给人看病，中医和西医竟然用了两个不一样的字呢？治和调到底有什么区别呢？很多时候，我们都在泛泛地讲，没有把它讲透彻、讲明白。下面，我就给大家解读这两个字，就是治和调。

我讲的所有内容，不跟任何医学抬杠，也没有否定医学的意思，我只是解读一下医生说的话，把专业术语翻译得让大家听得懂、用得上。

我用一个故事来解读什么叫治，什么叫调。

一个鱼池里养了11条鱼，鱼是由水养，鱼养得好不好，主要是由水质决定的。有一天，因为池水太脏，鱼池里一条黑色的鱼生病了，有人建议给鱼池里撒药，这是很常见的事情。当我们为了一条生病的鱼，给鱼池里撒药时，其他的10条鱼是受益还是倒霉？

我相信很多人会告诉我：倒霉。这就和你因为感冒、咳嗽、过敏、血压高、血糖高或是睡不着觉，而吃了很多药，才发现药厂的说明书上写着这个药有副作用，可能伤肝、伤脾、伤胃、伤骨骼是一个道理。如果鱼池里的水脏了，有的鱼翻肚子，有的鱼死亡，有的鱼得了皮肤病，各种问题出现后，想彻底解决鱼的问题，有三个办法可供选择：第一个办法是给鱼池里撒药，第二个办法是把出问题的鱼都扔掉，第三个办法是把这一批鱼全部换掉，换成健康的鱼。

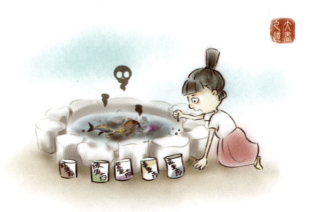

鱼池里养着十一条鱼，因为水脏了，
一条鱼生病，所有鱼都被喂药

怎么做才能把鱼池里的问题彻底解决掉？我相信百分之百的人都不会选择这三种方法，而会选择换水。

大家有没有发现，我刚才讲鱼池里养了11条鱼，为什么不是10条，不是22条、88条、99条这些吉利的数量，非得养11条鱼？

其实我讲的11条鱼，对应的是人体内的五脏六腑。鱼养得好不好由水的质量决定，那五脏六腑健不健康，由什么来决定？由血液的质量决定。为什么这么说呢？我用医院的体检实例来验证我的理论。

我们去医院做体检，比如查肝功，有一个指标叫转氨酶，做肝功检查的时候，是怎么做的？是通过抽血化验。那是从哪里抽血？我相信很多做过肝功检查的人，都会捋起自己的袖子，说在胳膊这儿抽血。那你有没有想过，肝脏不在胳膊上，在右腹部，为什么要从胳膊上抽血？

你想一下，检查肝功时为什么要检查血液？检查肾脏的时候，是在肾脏上抽血吗？也不是。检查胰脏功能时，也不是在胰脏抽血，只需要抽手指上的血，测血糖就可以了。

医生给我们做体检的时候，查的就是血液。血液里是否含有垃圾和毒素，是人体健康与否的重要指标。

举一个例子，治疗肥胖型高血压，一般都会用扩张血管的降血压药，让血压恢复正常。高血压就是因为血液中的脂肪太多，导致动脉粥样硬化，从而让血管壁变窄，归根结底还是血液问题。

医院通常有许多不同的科室，分科就是把患者分给专业的医生去治疗。常见的有妇科、肝胆科、肾病科、肿瘤科、普通外科等。你会发现每一个科室都有对应的专家，那什么才叫专家？我给大家简单解释一下，专家就是不管其他鱼，专门负责一条鱼。

专家给鱼看病叫治，方法有三种。

第一种方法是吃药。我经常听到有人这么说：生病不吃药吃什么？当然也有人说是药三分毒，药物都有一定的副作用，严重的会带来一些所谓的并发症。

第二种方法是切除器官，也就是扔鱼。有人也说不行，你只把有病的鱼扔掉，其他的鱼迟早还是会出问题。我们很多人会因为某种疾病把一些不会危及生命的器官切除，如扁桃体、胆囊、子宫、乳腺、阑尾等。

第三种方法就是换鱼。很多人花几十万换"大鱼"，比如心脏、肝脏、肾脏。换完这些器官以后，很多人都没活过三五年。如果没换器官，没得这个病，有可能再活二三十年都是正常的；换完器官，有的人连三个星期、三个月都活不过，能活三五年都能称为奇迹了。

故事中清理水质的方法就叫调，给鱼看病就叫治，虽然都是为了解决鱼的问题，但方向不一样。同样的道理，中西医都是为了解决疾病问题，但中西医是有区别的，是宏观与微观的区别，是换水与给鱼治病的区别。

还是那条有问题的鱼，如果我们不撒药，而是把鱼池的水给清理干净，那其他的鱼是受益还是倒霉？结果当然是受益。

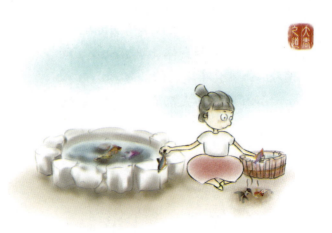

因为水脏了，把死掉的小鱼换掉了，再把生病的大鱼换掉，有用吗？

就像我经常听很多人说，为了调理皮肤病、高血压、过敏，一个病调理好了以后，自己的睡眠质量奇迹般改善了，肠胃功能改善了，皮肤也比以前更光滑了……

老百姓对做健康行业的人最大的不信任来自两方面：一、他们认为做健康行业的人对疾病不了解，没检查就说能把病调好，感觉很不专业；二、不管什么病，就那几个产品，好像包治百病。

很多吃药吃了几十年的人，说从头到脚哪里都难受；懂得调理身体的人，却说当时为了调一个病，没想到身体的其他毛病也跟着消失了。所以，治病只是为了一条鱼去撒药，其他的鱼跟着倒霉；调理是为了一条鱼去清理水，其他的鱼也跟着受益。

调理身体，有三个步骤。

第一步，先调的一定是我们的观念。因为你连治与调到底有什么区别都搞不明白，还说"专家都治不好的病，你怎么给我调呢？"观念通了，就意味着你明白了，离健康也就近了，可以避免大病了，甚至可以带领家人远离疾病。

第二步，调的是你的生活习惯。因为这个鱼池的垃圾是你自己扔的，你每天有错误的生活习惯——熬夜、喝酒、吃肉、不运动、吹空调，不停地往这个鱼池里扔垃圾。

第三步，调身体。观念一通，习惯才能改；习惯一改，再调理身体，就会事半功倍。

所有得病的人都应该反思一件事，得病也不容易，错误习惯

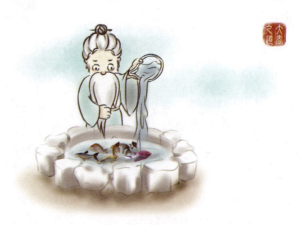

换水是为了整池鱼

（给鱼看病叫"治"，是为了救一条鱼，其他鱼倒霉；
给鱼池换水叫"调"，是为了救一条鱼，其他鱼受益）

坚持了十年、二十年、三十年才得了高血压、糖尿病、癌症，可是调理身体连三个月、半年的耐心都没有。

其实健康与财富离我们很近，解决了知道到明白，也就能做到知与行的统一。如果你是学医的，我希望你来读这本书，那样你可以让更多的人受益；如果你是做健康行业的人，一定要来读这本书，那样可以让你少受打击，少走五年、十年弯路，让你早日成功；如果你是一个患者，更要来读这本书，不要再拖延时间，错上加错，要让自己早日恢复健康。

大春金句

疾病不是身体的敌人，而是身体在喊救命。

悟：当针扎你时，身体会用疼来喊救命，你不是去止疼，而应该去拔针。

当肺吸入灰尘或寒气时，会用咳嗽来帮你排出，你却用止咳把灰尘和寒气停到了肺上，以后就会发展成尘肺病或哮喘。

当肠道毒素多，不能及时排出，可你还胡吃海塞时，你会长口腔溃疡，来帮助你管住嘴巴。可你不去排毒，还用降火药来阻止排毒。

当你血液脂肪多，血管被堵住变窄，压力升高时，你没有及时减肥和清理血液脂肪垃圾，却用降压药扩张血管，而且还一辈子扩张，有你这么欺骗身体的吗？

如果听不懂身体的语言，你欺骗身体一辈子，甚至与身体对着干，最后其他脏器慢慢都会遭殃，医生怎么安慰你呢？他说这叫"并发症"，你就心安理得了。

好好与身体对话，学会读懂身体的语言，让你远离疾病。

读者见证

读者：杨会

尊敬的张老师，我看了您的21分钟视频，受到了震撼。学习了这节内容，真正体会到知道和明白的距离。我给他人讲健康，用"中医调的是人，西医治的是病"的大道理沟通，不仅他们不认可，有时自己也给讲糊涂了。原因是自己还没彻底明白治和调的区别。

老师用通俗易懂的故事把大道理讲明白了，让我茅塞顿开。我现在急需改变健康观念，健康是靠清理垃圾调理而来，垃圾的多少与生活习惯有关。改变生活习惯，健康掌握在自己手中。学习张老师精神，帮助更多的人获得健康！

读者：李聪

通过本节内容的学习，回想一下我这三十年的生活，发现我一直处于错误的观念中，不管是生活的观念还是健康的观念。我以为每餐吃饱、吃好、那才是好；夏天喝冷饮，冬天睡大觉，那才叫舒服。医生说是啥就是啥，从来不想病从何来。我们都把医院当作生命的保障、靠山，殊不知，真正的健康之道是自己懂得自律。

通过老师讲的"治"与"调"和"11条鱼"的故事，真正明白了疾病并不可怕，可怕的是我们不明白它的由来，我们又该用怎样的方法让它结束，让自己重新恢复健康。

寄读者：学习了本节内容之后，你们有什么样的感悟呢？不妨拿起笔来，把你们的感想和心得记录下来。如果你们对本节内容还有什么疑问，请拿出你们的手机，动动手指扫左边的二维码进行关注，让我们在线上进一步地深入学习和探讨。

02

疾病为什么会反复

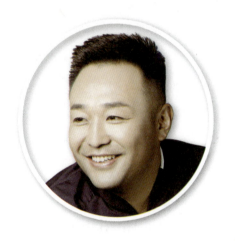

HEALTHY
CONCEPT

TREATMENT

健康观念 治疗
HEALTHY CONCEPT TREATMENT

> **大 春 心 语**
>
> 在这节内容中，我将给大家解读疾病为什么很难治，会反复，我讲的所有知识和内容，不是在否定医学，我只是一个翻译者，把身体的语言、自然的语言、医生的语言，包括相关疾病的文字翻译给大家。我希望大家学习完后，自己去思考，寻找答案，迷时师度，悟时自度。

在上节内容，我们解读了"治"与"调"的区别，本节内容我将给大家解读疾病为什么很难治，为什么会反复。

在本节内容开始之前，我先声明一下，我讲的所有知识和内容，不是在否定医学，我只是从一个翻译者的角度，把身体的语言、自然的语言、医生的语言，包括相关疾病的文字翻译给大家。我希望大家学习完后，自己去思考，寻找答案，迷时师度，悟时自度。

很多成语背后都有一个故事。通过故事，大家更容易理解、记住并应用，所以第二节我也从一个故事开始讲起。

我先问大家一个问题，假如你面前有一堆垃圾，它会把什么东西吸引过来？这是一个常识，肯定会吸引来苍蝇、蚊子、老鼠、蟑螂等有害动物。

那我不妨再问一个问题：蜜蜂会不会被吸引来？不用思考，肯定不会来。为什么不会来？常言道，"跟着蜜蜂找花朵，跟着苍蝇找厕所"，这说明不同的环境会造就不同的生物。

同样，一个健康的身体和一个病人的身体也完全不一样，也就是环境不一样。这又意味着什么呢？意味着每种疾病的产生，一定是因为营造出了一种适合它产生的环境。

这里的环境指的是你身体的内环境。医生说的个体差异，指的是你血液指标的差异。比如说，爱吃凉的与不爱吃凉的，体温会有差异；爱吃肉的与爱吃蔬菜的人，血液黏稠度会有差异；爱运动与不爱运动的人，血液微循环到达的位置与携氧能力也会有差异。

当别人没得感冒时你却得了，当别人没有炎症时你却有了，当别人没得癌症时你却得了，别人的伤口恢复得很快，而你的伤口却反复感染……你问医生这到底是为什么，医生会用一句话来告诉你：这叫个体差

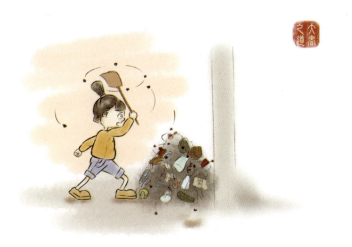

我用最专业的工具打苍蝇，为什么还反复打不完？

异。到底差异在哪里，接下来我会把这些秘密告诉你。

你的面前有一堆垃圾，如果我不清扫垃圾，只打苍蝇，苍蝇能打完吗？肯定打不完。即使我换大一点的苍蝇拍子，有用吗？肯定没用。

同样的思考方式，我们小时候用过青霉素，后来用先锋、泰能等

药物。我们用的消炎药越来越猛、越来越高级，可炎症却越来越顽固，没办法，只好换更好的抗生素，也就是换更大的苍蝇拍子。

有人把"三素"，即激素、抗生素、维生素联用，这就相当于一次用了三个苍蝇拍子。可效果到底怎么样呢？比如我刚帮你把苍蝇打完，走的时候问你一句话：好点了没有？你说：好点了。可是苍蝇很难打，还会来，这就相当于疾病会反复，因为垃圾没打扫，是不是这样的？

所以，当你因为有炎症，打消炎药后，医生会问：好点没？你会说：好点了。等你出院时，他又补一句：炎症很难治，会反复的。其实，我们消炎就等于在打苍蝇。你应该思考一件事情：别人不得炎症，为什么你会得？别人家的房子里没苍蝇，为什么你家房子里会有苍蝇？这才是你真正应该思考的问题。

当然，急性炎症必须先消炎控制，也就是苍蝇太多，还得先打苍蝇；慢性炎症一定要谨慎用药，这也是医疗体制改革的目标，国家开始严格控制抗生素滥用的原因。

我们要的是没有苍蝇，有的人却说自己的专业是打苍蝇；我们要的是没有炎症，可是很多人却一直在消炎。希望大家明白，这是两个概念，我们想要没有苍蝇，其实应该打扫卫生、扫除垃圾；我

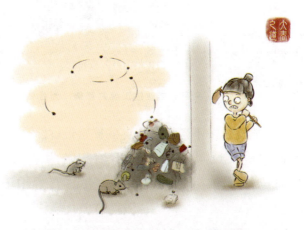

为什么苍蝇没有少，问题却越来越严重？

们想让炎症消失，应该清理血液垃圾。

很多人得了炎症以后，经常会对我说：张老师，如果熬夜，我的炎症会加重；喝了酒，我的炎症会加重；吃了肉，我的炎症也会加重。炎症为什么会加重？因为你这些不健康的行为，恰恰是给血液增加了垃圾。

同样一个例子，能说明很多治病现象。比如，你家厨房里有垃圾，苍蝇就会飞到卧室、客厅、书房、阳台，每个房间里都会有苍蝇。如果我今天把不同房间里的苍蝇分配给专业的人打，就像分科，卧室里派一个，书房里派一个，客厅里派一个……只打苍蝇有用吗？你问他：苍蝇能打完吗？他会说一句你很熟悉的话：苍蝇很难打完，会反复，要一辈子打，不能停。

确实是这样，我们经常听到专家说：这个病治不好，需要一辈子吃药，而且还会反复。如果我今天跟他说，苍蝇来自于厨房，是因为厨房出现了问题，结果在卧室里打苍蝇的人说，厨房不归我管。

我们总认为中医不够专业，可是治疗疑难杂症的为什么是中医？因为卧室的问题可能在厨房里就能解决，一旦分了科，你一辈子都不会去管厨房。这就是为什么世界上这么多疑难杂症，大大小小的病，好多都被叫作疑难杂症，也是为什么医院也开始培养全科大夫，以及各个科的大夫经常会诊。

还有一个现象也请大家思考，这是我从盲人摸象的故事中得到的启发：房间虽然不一样，但苍蝇是一样的，这是什么意思呢？分科会导致房子里的苍蝇会被分为卧室的苍蝇、客厅的苍蝇、书房的苍蝇、阳台的苍蝇。

这就相当于我们的眼角膜有炎症叫角膜炎，耳朵有炎症叫中耳炎，鼻子有炎症叫鼻炎，牙龈有炎症叫牙龈炎，咽喉有炎症叫咽炎，气管有炎症叫气管炎、支气管炎，淋巴有炎症叫淋巴结炎，肺有炎症叫肺炎。此外，还有胃炎、肠炎、胰腺炎、阑尾炎、盆腔炎、尿道炎、输卵管炎、阴道炎、前列腺炎、肾盂肾炎、宫颈炎、静脉炎、心肌炎、肝炎、强直性脊柱炎、腱鞘炎、毛囊炎、扁桃体炎等等，这么多的疾病，得分多少科才能治，可是所有的炎症都会开一种药——消炎药。

你会发现，我们的身体好像没有一个器官是不会发炎的，我的感觉就是苍蝇满天飞。为什么炎症会不停地加重，还会反复？从我刚才讲的垃圾的故事，我相信大家已经反应过来了，垃圾不清理，苍蝇会越来越多，而且时间越长，会拖得越严重，所以送大家一句话：单纯的消炎就是拖延。

提到炎症，有些几十年也治不好，不同程度的炎症代表什么？比如子宫从一度糜烂到三度糜烂，其实就好比数苍蝇，一度相当于一百只苍蝇，二度相当于一千只苍蝇，三度相当于一万只苍蝇。为什么没有四度呢？你住的房子里都有一万只苍蝇了，你还能待在这个房子里吗？这个房子只能关门走人，这就意味着子宫必须被切除了。

其实，大家更应该思考一个事情，如果子宫三度糜烂不切除，会出现什么样的结果。

我讲这个垃圾的故事时，大家有没有想起几十年前的一个运动？

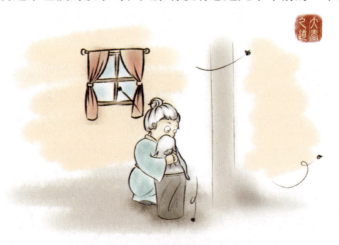

只打害虫就是拖延，垃圾才是害虫产生的原因。
（谁管"果"，没结果；谁管"因"，能去根）

因为蚊子太多，疟疾传播；因为老鼠太多，鼠疫传播。为了让这些疾病不再传播，国家发起了一个叫作"除四害"的运动，即除蚊子、老鼠、蟑螂、跳蚤，这些四害除完了吗？如果今天你家里没有打扫干净，照样会有老鼠、蚊子、蟑螂到来，四害是根本没有办法除尽的。

我送大家一句话：四害永远除不干净，怎么才能让四害远离我们呢？只有把家里打扫干净。疾病永远除不完，怎么能让疾病远离我们？只有把身体的垃圾清理干净，疾病才不会反复，我们才能获得真正的健康。

我们都应该清楚，疾病为什么既难治又容易反复，都是一个原因导致的，那就是我们只关注了疾病而忽略了病因，就相当于我们只关注了苍蝇而不去清理垃圾。如果每一个人都关注自己身体的垃圾是怎么来的，不仅可以调理好慢性疾病，还可以预防大病，让全家三代人远离疾病。

健康是身、心、灵健康。

健康的身体完全靠你自己来把握，而不应把所有的问题都抛给医生去解决。只有了解了自己的身体，才能更好地预防疾病、远离疾病。

大春金句

中医调因，西医治果；谁管果，没结果，谁管因，能去根。

悟：你为果，我为因；

你给苹果打农药，我给果树浇水；

你抓老鼠，我清扫垃圾；

你给孩子打针吃药，我给孩子提高免疫力；

你吃降压药，我减肥；你为赚钱，我学会做人；

你看五官，我看三观；你卖产品，我卖观念。

读者见证

读者：西安陈银

读了大春老师的这节内容,我深深体会到,真正的身体健康不单单是我们本身的健康,更重要的是身、心、灵的健康。在日常生活中,一个小小的动作或行为,都会给我们的身体带来不健康的因素。比如,熬夜、吃肉、喝酒、抽烟都会对我们的身体健康造成危害。负能量,比如报复心及仇恨,也会给我们增加毒素。

读了大春老师的书之后,我体会到了做每一件事,首先要确立一个正确的方向。懂得这些的人不会做错事,懂得这些的人不会生活在痛苦之中。感恩我的恩师,大春老师!

读者：琅花

良好的生活习惯是健康之本,不能因为身体健康,就有资本去糟蹋、去任意地忽视它。我们终生都要保持良好的生活习惯,健康才有保证,幸福的生活才有保证。

这一切看似轻松简单,其实却是这世上最难的事情,需要我们不断地坚持。张老师的这个课题非常博大,也非常艰巨,但这就是爱的传递、良心的传递,更是爱的奉献和心的真诚。感谢张老师!

寄读者：学习了本节内容之后,你们有什么样的感悟呢?不妨拿起笔来,把你们的感想和心得记录下来。如果你们对本节内容还有什么疑问,请拿出你们的手机,动动手指扫左边的二维码进行关注,让我们在线上进一步地深入学习和探讨。

03

如何用两个字解读大部分疾病

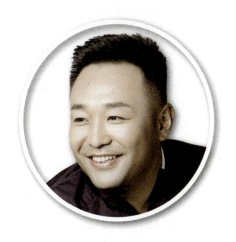

HEALTHY
CONCEPT

TREATMENT

健康观念 治疗
HEALTHY CONCEPT TREATMENT

大春心语

我认为逻辑就是事物的发展规律，一旦掌握规律，就可以举一反三、答疑解惑，破解很多秘密。告诉大家一个秘密，千奇百怪的疾病，其实也有逻辑，你一旦掌握，就可以解读并解决疾病。这不是方法，而是方向，本节我将用两个字解读疾病的逻辑。

本节我将用两个字为大家解读所有的疾病，也许你会觉得不可思议。在解读前，我先问大家一个问题，你对"逻辑"这两个字如何理解？我认为逻辑就是事物的发展规律，一旦掌握了规律，就可以举一反三、答疑解惑，破解很多秘密。

事情都有逻辑，比如全世界有不同风格的音乐——民谣、流行、古典，门类繁多，虽然不同的地方语言不同，但是当你掌握了乐谱以后，你会发现很多没有听过的、很复杂的音乐，你都能演奏出来，乐谱就是所有音乐的逻辑。

告诉大家一个秘密，千奇百怪的疾病其实也有逻辑，你一旦掌握，就可以解读并解决疾病，这不是方法，而是方向，本节我将用两个字解读疾病的逻辑。

逻辑如果不解读,很多重要的道理就会变得好像无用了。医生对病人常说的一句话,也是见证疾病逻辑的一句话,这句话特别重要,只要你听懂了,就可以让疾病不再复发;只要你听懂了,就可以让全家人不再得大病。所有的医生都会讲,但大多数病人没有好好解读,更没有去执行,这句话就是,回去以后要注意饮食,改变生活习惯,不然会出现复发、转移。

"改变生活习惯,不然会出现复发、转移。"这句话背后的意思就是:疾病=坏习惯+时间;健康=好习惯+时间。

为了更清楚地给大家解读这两个字,我举一个苹果树的例子,提三个问题。第一个问题是,应该在苹果上浇水施肥,还是在根上浇水施肥?一定是在根上,这叫有因才有果。第二个问题,苹果没熟,能不能摘?肯定不能。第三个问题,我们把苹果摘掉,如果树还在,我们继续给树根浇水施肥,第二年、第三年,苹果会不会长出来?肯定会。我问

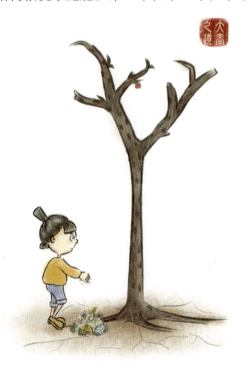

恶果的三个现象:
①有"因"才有"果",因是坏习惯,果是大病;
②苹果没熟不能摘;
③切除恶性肿瘤,坏习惯还在,第二年恶果还会长出来。同一个地方叫"复发",换一个地方叫"转移",比上次多了一个地方叫"扩散"。

的这三个问题其实很简单，但这些跟健康有什么关系呢？

大家有没有发现，吃了苹果对身体有好处，我暂且把它叫善果，有善肯定有恶，那什么是恶果？当你的身上有增生、囊肿、肿瘤、癌症时，那就叫恶果。

有没有想过，为什么你的身上会出现增生、囊肿、肿瘤？为什么你会得高血压、糖尿病、皮肤病呢？你一定有一个坏习惯，给恶果浇过水、施过肥。

举一个最简单的例子，大家就明白。你坐在凳子上三个月不起来，是不是一个坏习惯？这是对身体的伤害。第一，屁股会不会疼？第二，会不会长癣？第三，会不会长肿瘤？你去医院检查，什么都检查不出来，只是坐得太久了而已。

你说不舒服，医生会说没什么大问题。可是，屁股疼怎么办？睡不着觉，查不出原因，就吃安眠药；咳嗽查不出原因，就吃止咳药；疼痛查不出原因，就吃止疼药。你现在屁股疼，怎么办？吃止疼药，屁股不疼了。如果你还是坐在那里不起来，屁股又会疼。最后的结果就是一辈子吃药，不能停药。

症状严重以后，你的屁股长了一个疙瘩，长了一个囊肿、肿瘤，管他是良性的还是恶性的，只能做手术切除、化疗、放疗。若你还是坐在那里，坏习惯不改，囊肿、肿瘤会复发，你的疼痛反复，炎症反复，肿瘤反复，是因为医院检查不准确吗？是因为没有坚持用药吗？是因为手术不专业吗？都不是，是因为你一直坐在那里，没改掉坏习惯。

所以，你一定得明白，为什么很多病人，一辈子不能停药，因为没有一个人去反思，别人不得病，自己为什么会得病。你得病的原因一定是有一个坏习惯，也就是你给苹果树浇水，它才会长，有因才有果，一定是你对身体有了伤害，恶果才会生长。

治疗疾病，我们需要关注三点。

第一，先要改掉伤害身体的坏习惯，而不是着急地去吃药、去切、去化疗、去放疗，这一点非常重要。如果没有找到病因，我们就会一直在一个错误的方向上,一辈子吃药,还会坚定地认为这个病是治不好的。

第二,苹果没熟不能摘。同样的道理,当你去医院检查,如果查出来是良性肿瘤时,医生建议说,还没达标,囊肿还小,良性的不用做手术。我们很多人听到良性的肿瘤不用做手术,就会很开心,继续那些伤害身体的坏习惯。

第三,把苹果摘掉,只要你继续浇水施肥,苹果第二年、第三年又会长出来。同样的道理,我不是讨论囊肿该不该切,该不该化疗、放疗,我只想讨论,如果你把手术做了,做完了化疗、放疗,你的体质改善了吗?你血液的垃圾清理了吗?没有。手术做完后,你改变自己的恶行了吗?改变生活坏习惯了吗?没有。很多人做完手术以后,以为万事大吉,照样去喝酒、吃肉、抽烟、打牌、应酬。

所有的病都能从生活中找到病因,有可能是一年前,有可能是十年前,有可能是小的时候,有可能是从娘胎里带来的。我经常听很多人说,

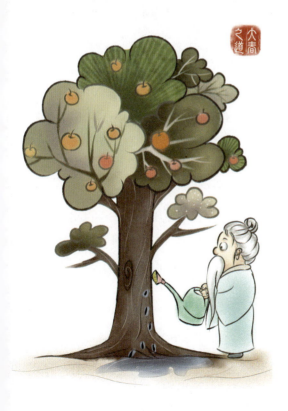

善果的三个现象:
①有"因"才有"果",因是浇水施肥,果是苹果;
②苹果熟了才能摘;
③把熟的苹果摘走,树还在,第二年苹果又会长出来。

我得这个病是因为月子没坐好，我这个病是小的时候一次感冒引起的，我这个病是一次积食引起的，我这个病是曾经摔了一跤落下的病根……你一定要明白，如果我们不能找到病因，最后的结果会怎样。

大家反应过来了吗？能解读并解决所有疾病的两个字就是"因果"。每种病都能找到病因，可是为什么有的医生会说"原因复杂，病因不清"？因为西医治果不治因，就像头痛，原因可能是颈椎被压迫、受了风寒、贫血供氧不足、血液黏稠微循环不好、脑袋肿瘤压迫等等。标准化治疗，就是吃止疼药止痛，而个性治疗，如果是颈椎被压迫，那就调理脊椎；如果是受了风寒，那就祛寒祛湿气；如果是贫血供氧不足，那就调理气血；如果是血黏稠，那就减肥排毒；如果脑袋里有肿瘤，那就提高免疫力，打通身体的微循环。

中医调因，西医治果。

送大家一句话：谁管果，没结果；谁管因，能去根。解读疾病就是找出病因，对症下药，只有把这些导致生病的坏习惯改掉，才能拥有健康的身体。

前面是用因果关系——一个善果和恶果的例子，给大家讲了得病原因。为了让大家更好地理解，我先用一个常见的病——高血压，给大家举一个例子，胖子和瘦子哪个容易得高血压？我相信很多人，会直接告诉我是胖子。我想问一下，胖代表着身体里哪个指标容易超标？血脂。那什么叫血脂？就是血液里的脂肪。脂肪是什么？其实就是油。肥胖患者血液里的油超标了。

如今，我们已经找到了高血压的病因，高血压有原发性、继发性、妊娠型、情绪型、肥胖型。我们下面讲肥胖型，因为肥胖型高血压的比例高达95%，也就是100个高血压患者中，95个是由肥胖引起的。所以我先解决这一个，就已经把95%的高血压都解决了。

为什么胖一点的人血压会高一些？

血管堵到30%叫不叫高血压？不叫。血管堵到50%叫不叫高血压？不叫。血管堵到70%以上才叫高血压。我举一个最简单的例子，如果你现在到水龙头那里，把水龙头打开，水往下流的时候，用手把水龙头堵住一半，那么水的压力会变大，水就会溢到你身上；你堵得再多一点，如果管子是塑料管就会裂开，也就是会出现破裂的现象。所以，为什么很多高血压患者会出现脑出血？为什么血压会升高？其实道理一模一样，也就是因为胖，血液里的脂肪就会把血管堵住。

医学的专业术语叫作血管狭窄脂质斑块，或者叫动脉粥样硬化，也就是你的血管壁，被一些垃圾给堵住了。当我们的血管被堵住的时候，血管就会变窄，血管一旦变窄，就容易被堵住，我们的血压就会往上升，这就叫作高血压。

很多人没有思考过一件事情，为什么高血压治不好，一直吃药，不能停药，是因为我们没有解决高血压的病因，所以很多人说医生都治不好的病，你怎么治？我得这个病十几年了，吃药都解决不好的病，你调就能调好？很多人没有想过，我们的药是不减肥的，我们的医院是不清理血管垃圾的，我们只管血压这个指标，扩张血管。

医生研究的是病，用临床数据来证明。我们做健康行业的，是要让老百姓学会用科学的常识来生活，用科学的饮食、科学的营养来搭配，才能得到一个健康的身体，医生讲的是得了病怎么吃，做健康行业我们讲的是怎么吃不得病，这是两个不同阶段和不同的方向，谁也代替不了谁。在一定前提下，也就是我们要有正确的饮食生活方式，才能得到健康的身体。

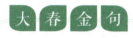

保健品代替不了药物，同样药物也代替不了保健品。

悟：说半句话的人经常害人，那叫断章取义，我今天补齐。

男人替代不了女人生孩子，但没有男人，我看女人怎么生。

保健品替代不了药品，但没有保健提高免疫力，我看你怎么恢复。

读者见证

读者：新禅哥

张老师关于"因果"逻辑的解读，不只对疾病，对工作、生活、家庭等都是适用的。有因才有果，种什么样的因，得什么样的果。因果的解读让我更加明白，过往的一切，都是因为我把原因都归结于对方身上，找对方的不是，找借口，找理由，所以结果也就不好。其实这些问题真正的"原因"还是在我的身上。

"让健康从业者变得伟大起来"，这不只是口号，而且是使命，是责任。我们要把"传递、分享、践行健康观念'治疗'，让更多家庭有一个懂健康的人"作为我们的职业尊严。

读者：栗闯

"逻辑"二字好奇妙，简单知道无用处。若想了解真善美，一定要把规律找。举一反三解疑惑，知道才能到明白。健康其实很简单，好习惯上加时间。坏习惯上加时间，恰恰相反是疾病。一棵常见苹果树，三个简单小问题。豁然开朗见因果，简单粗暴又易懂。一个小小水龙头，让你明白高血压。永远吃药不能停，原来只是没管因。二人相比种庄稼，符合规律收成好。因果关系虽平常，源头把控不能错。懂得逻辑会生活，学会因果真幸福。病痛灾殃靠边站，健康生活手中攥。

寄读者：学习了本节内容之后，你们有什么样的感悟呢？不妨拿起笔来，把你们的感想和心得记录下来。如果你们对本节内容还有什么疑问，请拿出你们的手机，动动手指扫左边的二维码进行关注，让我们在线上进一步地深入学习和探讨。

04

如何用因果解决疾病

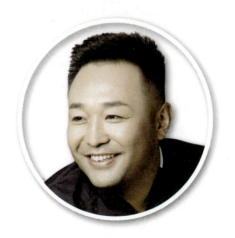

HEALTHY
CONCEPT

TREATMENT

健康观念 治疗
HEALTHY CONCEPT TREATMENT

> **大春心语**
>
> 很多人一旦生病，就急着去看病，恰恰忘了去问病因，针对病因做一个治疗方案。如果没有去问病因，直接针对疾病去解决，也就是用各种药物或者手术去解决疾病，会导致错上加错，让自己的病进入一个恶性循环。本节内容，将通过因果分析感冒的三种情况，让大家意识到虽然是一样的病，但是病因不一样，调法也不一样，所以我们不能用统一标准去处理所有问题。

用因果逻辑可以解读大部分疾病，很多人一旦生病，就急着去看病，恰恰忘了去问病因，针对病因做一个治疗方案。如果不问病因，直接用各种药物或手术去治疗疾病，往往会导致错上加错，让自己的病进入一个恶性循环。

曾经有三个家长给我打电话，问孩子感冒发烧，扁桃体肿大，应该怎么办？我则反问，你的孩子是怎么感冒发烧的？

第一个家长告诉我，孩子消化不好。她的孩子一吃肉类的东西、寒凉的东西，就容易积食。当孩子因为积食出现了发烧、恶心、扁桃体肿大，在想办法治疗之前，首先你要明白什么叫积食。

人有两个"口"，一个进"口"吃，一个出"口"排。积食就是往外排的这个"口"不正常，孩子可能一两天都没有大便，这个时候，食物在胃里没有被消化掉。在胃里37℃的环境下，这些没有被消化掉的食物，就会发霉，肚子内会升温，这就是老百姓讲的"食火"，这个时候，孩子的体温会从37℃变成37.5℃、38℃，孩子就发烧了。

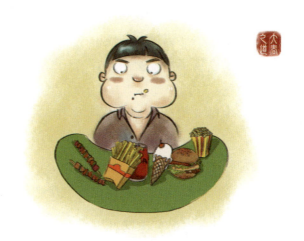

积食发烧（后果：富贵病），要排便、增加益生菌

说白了，这种发烧跟感冒没有任何关系。积食的孩子会没有食欲，这时应该做两件事，第一个是增加肠道里的益生菌，第二个是帮助排泄。一旦大便通了，发霉的食物从肠道里排出，感冒发烧的症状就会消失。

食物在肚子里发霉，会产生很多有害菌，扁桃体、淋巴属于免疫系统，它们会主动去杀死这些病毒。扁桃体反复肿大，其实是身体在求救。我经常听到家长说，要把孩子的扁桃体给切掉，我问为什么切，这些家长说，大夫说没有用，可是为什么有人会认为免疫系统没用呢？

阑尾也属于免疫系统，也很有用，如果你轻易地把阑尾摘掉，你的免疫功能会大大降低，以后你得癌症、得大病的可能性会比正常人高出很多倍。

饿肚子的人和吃撑了的人，哪个更容易出现积食？哪个更容易出现急性阑尾炎、胰腺炎、肠胃炎？

如果不易消化的东西吃多了，不要立刻去睡觉，要用手去揉腹或是给一些温度。要做两个动作，一个是增加肠胃蠕动，这样可以帮助食物更快地被消化。另一个是增加肠道里的益生菌，加快排泄。做了这两个动作之后，你的疼痛就会减轻。

很多人发烧、恶心，去医院抽血化验，才发现是白细胞增多了，白细胞是什么细胞？是我们身体的免疫细胞。那为什么白细胞增加，医生就判定我们的身体有炎症呢？白细胞是帮我们去对付有害细菌的，医生可以根据白细胞增加数量的多少，来判定你是慢性炎症，还是急性炎症。

第二个家长问我，我的孩子也是发烧、扁桃体肿大、感冒，怎么办？我就问他，你的孩子是怎么感冒的？他告诉我，孩子是因为吹空调、没盖好被子受凉了，或者下雨时淋雨受凉了，或者是因为吃了几个冷饮而感冒发烧了。

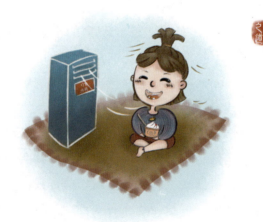

受寒发烧（后果：各种疼痛与炎症），要驱寒排汗

大家一定要明白，这几种情况都是因为寒湿气进入了我们的体内。寒气进入体内后，身体开始发抖，这种发抖是寒气聚在脏腑里的一种反应，体温也会升高，为什么受寒并感冒以后，你发抖的时候，皮肤会发热？其实，身体是很智能的，它会通过发抖、出汗让我们把寒气逼出来，寒气一出来，感冒就好了。

我们小的时候，遇到这种受寒感冒，一定会喝姜汤、捂捂被子发汗，再吃一口热热的饭，当胃里很暖和的时候，趁热盖上被子睡上一觉，让自己出一身汗，把寒气逼出来。

孩子受寒感冒，一旦体表的温度过高，家长唯一的想法就是退烧，怎么退烧？输液、打退烧针。这样退烧以后，寒气不仅没有被逼出来，反而会钻得越来越深。所以，很多孩子感冒会一次比一次严重，因为寒气没有被逼出来，一感冒，呼吸系统就会感染，一感冒，就会出现抽筋，这是寒气在体内淤堵的原因。寒气如果伤到孩子的肾，孩子就会出现个子长不高、免疫力低下、气血不足、学习成绩差、性格内向、不爱说话等各种各样的问题，所以，你一定要明白，当你不懂病因的时候，往往会错上加错。

第三个家长问我，我的孩子也感冒发烧，该怎么办？我问，孩子是怎么感冒发烧的？结果第三个家长说，她的孩子很特殊，只要一换季，孩子就会感冒；别的孩子一打喷嚏，她的孩子就会被感染。这个孩子很容易生病，体质比别人的孩子要差很多，这怎么办呢？

第三个孩子是因为免疫力低下，才出现这个情况。免疫力下降导致感冒发烧，很多的家长还会给孩子用抗生素，这样当然会导致免疫力更差。

免疫力下降以后，这次感冒治好了，下次生病会越来越轻，还是越来越重？肯定是越来越重。很多的家长会问，那感冒了不打针怎么办？不消炎怎么办？不退烧怎么办？那我想问你一个问题，如果你的孩子，明明知道他学习差，你是等考完试了以后再去给他补习吗？一定不是，肯定要在考试之前。

同样的道理，你明明知道你的孩子免疫力比同龄的孩子差，你就不要等孩子生病以后再去想办法，在生病之前，就应该从饮食上、运动上、免疫力上、气血上、体温上改变，增强孩子的体质。

从这几个方面注意的话，孩子在下次生病时，能恢复得快些，甚至能把小感冒扛过去。所以你会发现，当你不懂病因时，往往会错上加错。

这也是我在上节内容中讲到的"因果"的重要性，我希望在这节内容中通过因果分析感冒的三种情况，能让大家意识到虽是同样的症状，但病因不一样，调法也不一样，我们不能用统一的标准去处理所有问题。

三个孩子都感冒，第一个孩子是因为消化不良，第二个孩子是因为受了寒，第三个孩子是因为免疫力低下，原因各不相同。这里面还有一个更精髓的东西，是什么呢？就是"因中找因"。

我举一个最简单的例子，第一个孩子感冒是因为积食导致食火、发烧、扁桃体肿大，那我们再问，导致积食的原因有哪些？说出来，很多的家长会恍然大悟：所有的病因，其实都隐藏在生活中。比如说，这个孩子喜爱寒凉、爱吃冷饮，他的消化系统就会变得很差。

第二个孩子感冒是因为不爱运动。这些孩子为了考一个好成绩，几乎都是吃完饭就去写作业。孩子的运动时间全部被占用了，消化功能也会越来越差。

第三个孩子感冒是因为肥胖，平时经常吃减肥药。滥用减肥药的人，如果用了很多的化学减肥药，会导致拉肚子，同时肠道里的益生菌也会被破坏，消化也会变差。

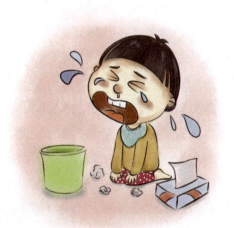

免疫力低下发烧（后果：各种怪病与大病），要在生病前提高免疫力

还有一些容易情绪化的人，肠道的消化功能也会变差。还有一种情况，就是滥用抗生素，这会导致我们身体里面的消化酶和代谢酶，也一起被这些药物给干掉；还有一种情况，如果你很爱吃肉，你身体里的消化酶和代谢酶会被大量地消耗掉，一旦消耗完了，你的身体也会变得越来越差。

通过我在本节讲解三种感冒，讲解"因中找因"，你会突然发现，其实所有的疾病，都产生于我们的生活中。如果你懂得生活，懂得生活常识，健康其实就在你的手上。

健康就可以通过自己观念的改变、习惯的改变，很轻易地掌握在我们自己手上，不仅你自己可以掌握，而是可以让家里的三代人都远离大病，恢复健康。

大春金句

看不到的东西决定看得到的东西。

悟：空气，决定动物、植物生死；

电，决定所有电器使用；

信号，决定手机通信功能；

人品，决定事的成败；

四季，决定温度变化；

爱情，决定生活幸福；

善良，决定行为；

观念，决定健康；

无形是道，有形是术；

有道无术，术可求；

有术无道，止于术。

读者见证

读者：黎东盛

每一位做父母的，都希望自己的孩子能够健健康康的，能够茁壮成长。而这一切的愿望，将因为我们恩师的两个字得以实现，只要我们相信并执行下去，就一定能实现。这两个字，就是张大春老师所说的"因果"。

非常感谢张老师，感谢你让我们明白了健康和疾病之间到底是什么关系。只有明白了"因果"，我们才能更加有效地预防疾病。感谢恩师，感谢你的精彩演讲！

读者：hnkf007

不知从什么时候开始，打点滴成了治一个小小的感冒、发烧唯一的选择。然而，越治越严重，小病变成了世界疑难杂症，这是为什么？在我国，每年超过10亿人患感冒。千篇一律的打点滴，不但没有对症治疗，反而治反了。张老师说：谁管果，没结果；谁管因，能去根。只有用正确的健康观念，采用正确的方法，根据病因对症调理，才能把复杂变简单，在调理的同时，提高免疫力，恢复体质。健康就是顺其自然，健康就在生活里。

寄读者：学习了本节内容之后，你们有什么样的感悟呢？不妨拿起笔来，把你们的感想和心得记录下来。如果你们对本节内容还有什么疑问，请拿出你们的手机，动动手指扫左边的二维码进行关注，让我们在线上进一步地深入学习和探讨。

05

一个害了四代人的矛盾理论

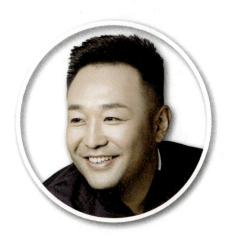

HEALTHY
CONCEPT

TREATMENT

健康观念 治疗
HEALTHY CONCEPT TREATMENT

大春心语

西药见效快还是中药见效快？我相信很多人，不用思考会直接告诉我：西药见效快。但是这里有一个矛盾的理论，几乎所有的疾病，都被医生告知：这个病，治不好，要一辈子吃药，不能停药。请问，"治不好，要一辈子吃药"与所谓的"西药快"是否是矛盾的？请你思考。

不同的病有不同的药来治，药物种类也成千上万，但是所有的西药，只有一种功能，等我翻译完这个词，这种功能你却不想要，因为它会伤害我们恢复健康的可能性，就像不同的食物有不同的味道和不同的营养价值，食物的种类也成千上万，但是它们的功能只有一个：给身体提供新陈代谢的原材料。

那么有没有人思考过，成千上万种西药，它们的功能到底是什么？

首先，我问大家，西药见效快还是中药见效快？我相信很多人不用思考，就会直接告诉我：西药见效快！

但是这里有一个矛盾的理论，几乎所有的疾病，都被医生告知:这个病,治不好,要一辈子吃药,不能停药!请问"治不好,要一辈子吃药"与所谓的"西药见效快"是否矛盾?请你思考。

举一个例子,你现在想象一下,你的面前有一个斜坡,一辆车正在往上爬,车如果坏了,就会往下滑。

其实,这就像我们的人生,年龄不停上涨,我们的健康到了一定的时候,肯定会走下坡路。在本节,我将用三种疾病的治疗来解读,所有西药原来只有一个功能。

一个是比较小的病,叫炎症;一个是比较常见的病,叫高血压;一个是比较大的病,叫癌症。这三种病是比较典型的,从小病到大病,治疗需要从药物到手术。

我先讲炎症。当我们有了炎症,很多人都会想到去消炎。那消炎药是用来杀细菌病毒的,还是控制细菌病毒的?当你认为是杀病毒时,你先问问医生:人体内的细菌,能不能杀完?答案是不能。如果杀完了,人也会失去生命,所以,你一定要明白,抗生素是用来控制有益菌和有害菌的数量平衡,这也是不能滥用抗生素的原因,因为滥用抗生素,会导致人体内的有益菌减少、免疫力下降,甚至菌群失衡、免疫功能紊乱,怪病和大病就会越来越多。

我相信你一定知道过敏、风湿性关节炎、甲亢、红斑狼疮等疾病,这些疾病一部分就是免疫功能紊乱、菌群失调导致的疾病。

我讲到这里,你可能已经想到了,怪病和大病已经不分年龄、不分地域地开始肆虐了。这也是为什么国家现在开始严格控制滥用抗生素。

所以,你要牢记两个字——控制。等我把另外两种疾病讲完,你就会明白我为什么这么害怕这两个字,而且专门用一节内容来解读这两个字了。

我现在讲第二种疾病,高血压。得了高血压以后,吃的降压药是来治疗高血压的,还是来控制高血压的?医生早就告诉过你答案:降压药是用来控制血压的。

你发现没有,不管降压药有多少种,它们的功能都是控制。为什么我们要用最快的办法来控制血压呢?医生已经告诉过你,如果血压高了,有脑出血的风险,所以要降压,而且要快。

那我想问你,血液干净和血液黏稠,哪个容易导致高血压?你不用学医都能告诉我,是血液黏稠。当你的血管里有脂肪垃圾时,你的血管会变窄,压力变大,医生把它叫作血压升高,简称高血压。所以,吃降压药控制血压,其实是控制血管不要破裂。

如果压力下不来,脑袋里的血管就可能会破裂,这叫脑出血。在这里有一个药效的问题经常被忽略。降压药的时效,只有2至4个小时,一旦药力失效,血管壁收缩回去,血压又会升高。所以,只有找到清理血管垃圾、解决血脂粘稠的方法,才能解决高血压的问题。

因此,你应该清楚,西药见效快,是扩张血管快,而不是恢复快,这里控制血压的目的,只是为了控制住,不出现脑出血或并发症。一个血压正常的人,应该血量正常,血管通畅,血液无垃圾。

所以,恢复一个人的正常血压,只需要清理血液垃圾,打通血管,让气血通畅就可以了。我讲的方法,可以同时治疗高血压和低血压。

那癌症呢?我们有什么样的治疗手段?有切除、化疗、放疗。你问问医生:这些方法是来杀癌细胞的,还是控制癌细胞的?医生有三句话告诉你:第一句,手术很成功;第二句,病人度过了危险期;第三句,还要看他自身的恢复情况。这三句话背后的意思就是:手术、化疗、放疗已经控制住了病情。

这里又是"控制"!能不能恢复,还要看他自身的免疫情况。换句话说,如果病人的免疫力不行,癌症还是会反复。

所以,手术、化疗和放疗的效果是快速控制,病人自己的免疫力才是恢复健康的关键。这也是为什么所有的大夫都不能保证病人一定能恢复，因为恢复全靠自己，医生只是帮忙控制，让疾病不再加重和扩散。

同样，降糖药、胰岛素是控制血糖的；抗过敏药是控制过敏的；睡不着觉，安眠药也是起到控制作用的。从最小的病，到常见的病，再到最大的病，几乎所有的治疗药物起到的作用都是控制。

那什么是控制？

现在回到前面那个斜坡路的故事，那辆车开始往下滑，就像你的身体健康出了问题，开始走下坡路，你要控制住这辆下滑的车，踩哪里才能控制呢？你会告诉我：刹车。没错，是这样，这也是所有西药的作用。踩刹车的原理，就是控制。

控制的意思就是：让你的指标不要往下滑，或者是滑得稍微慢一些。如果不控制住，并发症就能要你的命。所以，你从查出来指标不正常的那天起，就开始吃药控制，一吃就是十年、二十年，甚至你做好了一辈子吃药的准备。

会开车的人，还清楚一个道理，在斜坡上踩刹车，只能控制住车

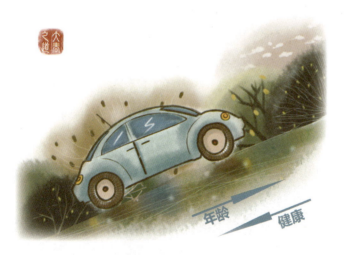

控制 ≠ 恢复
控制 = 踩刹车，停止向下滑
恢复 = 踩油门，加油向上走

不往下滑，但做不到让车往上走，这也就是医生对你说的，只能控制，不能恢复。

你可能会问所有的病人和家属，是要控制，还是要恢复呢？我相信，你要的是恢复，并不是控制。那为什么医生开药的时候，你不跟医生说开一个恢复的药呢？这个时候你会恍然大悟，所有的药物当中，都没有恢复的药，药只能恢复某些身体指标，不能恢复健康。

我认为，控制是一种暂时的拖延，本意是为了给我们自救的时间、恢复的机会，可是所有吃药控制疾病的人，没有为恢复健康做出过任何努力和改变。有时候西药的控制变成了一辈子在拖延病情，耽误了恢复的时机，还导致人们不再相信自身的免疫力，不再相信良好的生活习惯能帮他们恢复健康，更不相信健康产品。

我刚才说过，控制就是拖延，拖的时间越长，问题就会越严重，这也是为什么得病时间越长，病越重，而且各种并发症越多。更何况，药物的副作用会引起更多的病，所以吃一种药的人，十年以后就开始大把吃药，成了一个名副其实的药罐子。还有，为什么大多数慢性病，最后都会变成急性病去抢救呢？其实这是因为药物已经控制不住疾病的变化速度了，也就是刹车开始失灵了，医生称之为急性病，比如突发脑出血、脏器衰竭、心梗等。

在这里，我要申明一件事情，我们的疾病按轻重分为两种：一种叫急性病，一种叫慢性病。急性病一定要用医疗手段控制住，所以控制疾病的西药，不能全盘否定。慢性疾病之所以叫"慢"，是因为它在几年或几十年内，不会要人命，这说明我们有足够的时间和机会治疗慢性疾病。

可是，有些人因为不懂控制的真正意义，错把控制当作恢复，就相当于把刹车当作油门，让车几十年停在路上，不能正常地使用，并为此花了很多冤枉钱。每个人都懂得恢复健康，才是我们真正的追求,那我们肯定不会去医院里找答案,因为,我十年前就发现,我们身边的人长寿,不是因为学医,而是因为热爱生活、热爱生命,所以健康长寿的秘密是在生活里,不在医院里。我经常讲一句话,送给大家:健康是你年轻时善待身体,老了以后身体送给你的礼物。

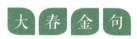

庄稼种得好不好看土质,鱼养得好不好看水质,人健不健康看体质。

悟:当你问医生,
　　为什么别人不得你却得病,
　　别人能恢复你却恢复慢,
　　别人疾病不再反复,你却反复感染,
　　别人老样子,你样子老,
　　……
　　医生告诉你的就是个体差异,体质不一样,
　　可是你明白什么是体质吗?
　　你调理体质了吗?
　　药物破坏体质,你知道吗?
　　你把每个细胞当成鱼,体质就是水质,那人的体质就是血液。
　　所以看病的人不排血液毒素,那疾病就一辈子治不好。
　　医院查血液,但是不排血液毒。

读者见证

读者：郭长红

　　对于慢性疾病，西药实则"快"，其实"快"就是"慢"；营养调理实则"慢"，其实"慢"就是"快"。所谓真正意义上的健康是指健康的身体、健康的心灵、健康的思想。愿我们的努力，能使更多的人享受健康。正因为有了张老师给我们的谆谆教导，才有了我们对健康新的认识和理解。再次感谢健康观念"治疗"创始人大春老师的博爱分享，感谢幕后所有工作人员的辛勤付出！

读者：新禅哥

　　读了大春老师这节内容，又多了一个震撼。第一个震撼是"治与调"，本节老师"翻译"了"控制与恢复"，让我又明白了一个健康观念，西药控制快，但是副作用大，对身体伤害也快，所以越吃药，病越多。其实控制疾病，有时候改变生活习惯就可以做到，特别是因为不良生活习惯叠加和累积导致的疾病。

　　其实控制疾病，有时候我们只要改变生活习惯就可以做到。但是，对于那些因不良生活习惯而叠加和累积导致的疾病，我们在改变生活习惯的同时，也要加强运动，提高我们自身的免疫力。再次感谢大春老师！

寄读者：学习了本节内容之后，你们有什么样的感悟呢？不妨拿起笔来，把你们的感想和心得记录下来。如果你们对本节内容还有什么疑问，请拿出你们的手机，动动手指扫左边的二维码进行关注，让我们在线上进一步地深入学习和探讨。

06

一个成语拯救 2.5 亿人

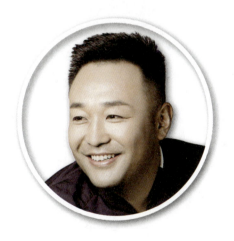

—— HEALTHY CONCEPT ——

TREATMENT

健康观念治疗

HEALTHY CONCEPT TREATMENT

> **大春心语**
>
> 一个成语怎么可能拯救2.5亿人？其实不光是2.5亿人，还会影响到2.5亿个家庭。那为什么是2.5亿，不是3.5亿、4.5亿？因为我们中国现在得心脑血管疾病的人数，就是2.5亿。那为什么世界疑难杂症一个成语就能解决呢？让我用本节的内容告诉你这个秘密。

看到这个标题，很多人会疑惑，一个成语怎么可能拯救2.5亿人？其实不止是2.5亿人，还会影响到2.5亿个家庭。那为什么是2.5亿，不是3.5亿、4.5亿？因为我们中国现在得心脑血管疾病的人数，就是2.5亿。为什么世界上的疑难杂症一个成语就能解决呢？

在这里，我想给大家先普及一个知识，我们中国现阶段的心脑血管疾病患者，之所以患病，90%以上是因为肥胖。接下来，我解读这个成语的时候，大家一定要思考一件事情，这些疾病到底是归生活管，还是归医院管。

肝胆相照这个成语，如果应用在生活中，很多人认为是两个人关系好，比较密切，相互照应的意思，但是用在身体健康中，它的意思就是肝脏给胆囊分泌胆汁，胆囊储存胆汁。胆汁是帮助我们消化脂肪类的物质，医学上叫作脂类物质。

胰脏分泌胰岛素，是帮我们降血液里的糖。胰岛素分泌出来，血糖降下来，身体就会健康；反过来说，胰脏不好的人，就容易得糖尿病。如果胆囊不好或肝脏不好，会引起什么呢？血脂升高。

其实血脂高，医院里只把它当作一个体检指标。我们也经常听医生讲一些话，比如再不减肥，会得脑梗、心梗、冠心病、高血压、糖尿病、痛风等各种疾病，那肥胖到底跟这些疾病有什么样的关系呢？

血脂高会引起哪些疾病？血液黏稠的人，会出现脑梗，脑梗过后开始心梗。那血糖高的呢？会出现烂脚，而不是烂手，烂完脚以后，下一个并发症可能是肾功能衰竭。也就是说，血液里油多的人，是从上往下堵；血液里糖多的人，是从下往上堵。

可是，我们经常会拿化学药物，来解决这些病理现象。很多人血脂高了以后，会脱发秃顶，医生会很清楚地告诉他们，这叫脂溢性脱发。用老百姓的话来说，就是脂肪太多，油开始往外溢，导致毛囊被堵死，形成脱发。所以，你会发现很多人开始脑袋越来越大，脖子越来越粗。

有的人理完发以后，后脑勺会有一些横肉脂肪堆积的现象，理发的人都说，现在头发都不太好理。我们人身上的脂肪，也属于动物性脂肪，最怕温度下降，所以很多人会因为冬天天气太冷，或者逢年过节，就会出现脑梗猝死，这是因为温度下降，油会凝住。

人的脑主要由三部分组成：大脑、小脑和脑干。这三部分一个可以管语言，一个可以管走路，一个可以管大小便。堵住了不同的地方，就会出现不同的症状。得了脑梗以后，有的人不会说话，有的人走路会出现不正常的现象,有的人会大小便失禁。

所以,我们一定要明白,为什么医生治不好脑梗,而且还会告诉你会反复,这是因为没有完全解决血液黏稠的问题。很多人会二次中风、三次中风,反反复复的原因就在这里。

我们再来讲讲心脏。心脏跳动时,血液会循环,油也会跟着循环,一旦循环受阻,血管会被堵住,心脏就会出现一些杂音,叫作心悸心慌、心律不齐。时间长了以后,心脏会有些疼痛感,这就叫作心绞痛。

我们的心脏中间是空的,叫心室。心室被脂肪堵住后,医学的名字叫作心室肥大。肥不就是油多的意思吗?心室的中间,有一层膜,叫二尖瓣,因为油太多,它闭合不严,也就是二尖瓣瓣膜闭合不全,就会漏血。

给心脏供血的动脉,叫冠状动脉。冠状动脉被油堵住了,叫作冠状动脉狭窄,堵死了就叫作心梗,所以,很多人心梗以后,需要

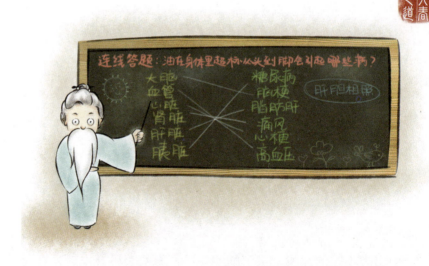

血液中多余的油全身流动引起各种病,谁来管这多余的油?

花个几万、十几万做搭桥、支架。

当一个人血液里血液黏稠时，心脏被堵住了，冠状动脉也就被堵住了。可是，我们却没有去清理垃圾，而是采用了搭桥、支架的办法。

按照同样的思考模式，再来介绍一下肝脏。血脂黏稠了，血液要用肝脏来解毒、排毒，脂肪就开始慢慢在肝脏内堆积，按多少来分，医生已经把名字起好了，少的叫轻度脂肪肝，再多的叫中度脂肪肝，更多的叫重度脂肪肝。

肝脏是给血液排毒、解毒的，脂肪太多，把肝脏给堵住，就相当于你家的抽油烟机被堵住了，结果当你打开抽油烟机时，油烟就会倒灌，这也就意味着你的肝脏会自己堵自己，也就是肝脏的毒素在肝脏里形成小的疙瘩，这叫肝囊肿、肝硬化，发展最后的结果就是肝癌。

有脂肪肝的人，千万不要小看这个问题，脂肪肝有可能会往肝硬化、肝囊肿、肝癌转化，因为肝脏的排毒能力减弱，肝脏就会发生病变。

如果我们的胰脏被堵住了，难道叫脂肪胰吗？不是。应该叫作糖尿病。我问过很多人，胖人和瘦人哪个容易得糖尿病？很多人不假思索，都会告诉我，胖人容易得糖尿病。

其实，按同样的思考模式，你就明白了，肥胖患者体内脂肪堆积过多，把胰脏给堵住了，胰脏分泌胰岛素的能力就会下降，血糖就很难降下来，血糖一旦降不下来，就会导致2型糖尿病，也就是肥胖引起的糖尿病，这就是为什么很多男的一胖就得糖尿病。

孕妇也会得糖尿病。我为什么要讲孕妇呢？因为我也发现，很多孕妇体重超标，结果得了妊娠期糖尿病，可是等她生完孩子以后，她开始减肥、控制体重、产后修复，你会发现，她的血压、血糖都能恢复正常，再也没有什么妊娠型高血压、妊娠期糖尿病了。

这就意味着减肥可以解决肥胖引发的糖尿病，也就是主动把我们胰脏内的垃圾给排掉。

肾脏能帮我们过滤血液的垃圾，肾脏一旦被堵住，就会出现肾盂肾炎、肾小球肥大。发生肾小球肥大后，很多人会出现尿分叉、尿不干净、老起夜的情况，这样你体内尿酸的指标可能会偏高，尿酸一高，就会引起痛风。

当你得了痛风时，会出现什么情况？刚开始是关节疼痛，后来是关节变大、变形，最后整个关节都好像长了很大的瘤子一样。人体内的尿酸跟盐一样，盐一旦浓度偏高，就会形成结晶体，尿酸一旦浓度偏高，也会形成结晶。那在哪里结晶呢？会在离心脏较远的地方。因为离心脏近了，心脏有压力，会把这些垃圾给冲走，但是到了神经末梢，结晶就会堵住我们的手脚，关节就像螺丝被锈住了一样，开始慢慢变大、变形。

许多人一直很疑惑地问我：我不吃肉，只吃素，为什么我还会这么胖呢？可是，许多人没有想过，我们现在所吃的精米精面里所含有的糖分代谢不掉，就会在我们身体中转换成多余的脂肪。长此以往，脂肪就会对我们的身体造成很大的影响，就会形成高血压等症状。

血脂粘稠的人，血液里的脂肪也会偏多，脂肪偏多，就会堵住血管，血管如果堵到30%不叫高血压，堵到50%也不叫高血压，堵到70%才叫高血压。

我们经常会听说，高血压有个兄弟叫糖尿病，你会发现这两个病总是如影随形。一旦你同时得了高血压和糖尿病，下一个可能就是心梗、脑梗、冠心病、痛风，这些病就像是串联起来的，一个来了，另一个会接着来，只是时间问题而已。

我希望所有的人都清楚一件事情，肥胖引起的一系列富贵病，我们都应该谨慎。我相信，大家读了我所讲的肝胆相照以后，会因为这节内容而受益，当你的孩子、你的父母、你的另一半，他们和你在一个餐桌上吃饭，因一种习惯而开始变得肥胖时，你会不会开始对他们的健康感到担忧呢？因此，对于一个家庭来说，必须有一个懂健康的人。

归根结底，我想告诉大家，我们应该少做一些伤害我们肝脏和胆囊的行为，比如说，你不吃早饭，可能对胆囊不好；你吃的肉太多，会伤到肝脏；还有喝酒、熬夜、吃的各种药物都会伤到肝脏。当我们的肝脏受损以后，胆囊分泌出来的胆汁就会变得很少，我们的身体就很容易发福。

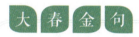

生活方式疾病，只能用生活方式来调理。

悟：吃胖了，得病了，却要用药和身体的一堆脂肪（油）对抗一辈子，而且还告诉病人，一辈子治不好，不能停药。哪个病不是如此？

你忘了问医院有没有"减肥科"，如果没有，就回家自己把习惯改一改。医院不管病人的生活坏习惯，药物又不能替代生活习惯，所以把生活习惯引起的病都叫世界疑难杂症。

读者见证

读者：宋佳

当你注重什么的时候，真的就会遇到好的方法。在学习老师的健康观念教育后，我发现是自己不爱运动、饮食不规律、身体代谢紊乱，才会导致怎么减肥也减不下来。多次和老师沟通后，我慢慢地通过老师指导的观念教育，成功地从140斤左右，减到现在的120斤，虽然比标准体重还高10斤，但是我还在坚持。让我更开心的是，不单单身体有了变化，以前身体不舒服的感觉明显改善了，各种漂亮的衣服都可以穿了，人也自信多了。

读者：完颜姐姐

心脑血管疾病等生活方式病的死亡人数占中国总死亡人数的70%左右，这也是健康行业最容易出效果的健康管理入口。我放下医院的工作，从事健康行业，有自己的体重管理俱乐部，服务的顾客也遍及全国各地，效果都特别好，减掉的脂肪超过了一万斤。学习了老师对肥胖危害的解读，我真的茅塞顿开。一个成语拯救2.5亿个家庭，太神奇了！我愿意成为老师观念"治疗"的传播者，帮助更多的家庭获得健康和幸福。

寄读者：学习了本节内容之后，你们有什么样的感悟呢？不妨拿起笔来，把你们的感想和心得记录下来。如果你们对本节内容还有什么疑问，请拿出你们的手机，动动手指扫左边的二维码进行关注，让我们在线上进一步地深入学习和探讨。

07

如何让你与家人远离心脑血管疾病（上）

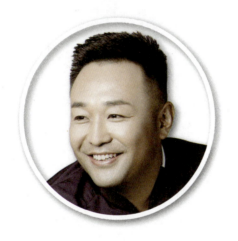

HEALTHY
CONCEPT

TREATMENT

健康观念 治疗
HEALTHY CONCEPT TREATMENT

> **大春心语**
>
> 上节讲了心脑血管疾病的病因，本节的内容，会让你知道心脑血管疾病到底是怎么来的。只有知道了病怎么来，才能知道怎么让疾病去，才能知道如何远离疾病的困扰。

这节内容我想和大家分享如何远离心脑血管疾病。本节内容虽然跟上一节的内容有点像，但实际上是不一样的，因为上一节只讲到了一个点，只指出了病因。

这节内容讲得会更全面，会让你知道这个病到底是怎么来的。只有知道了病怎么来，才会知道如何远离疾病。

我相信现在很多人都相信医学、相信科学，我也相信，不过，我认为如果你在什么都不懂的情况下就盲目相信，很容易进入迷信的状态，甚至固执的状态。

换一个角度来解读心脑血管疾病。

首先，什么是心脑血管疾病？我相信医生早就给我们普及过，因为心脑血管疾病太普遍了，几乎每两个家庭就有一例。那心脑血管疾病包括哪些呢？高血压、糖尿病、脑梗、心梗、冠心病、痛风等，这些都属于心脑血管疾病的范畴。

医生把心脑血管疾病分为四种：第一种是富贵病，这是由生活条件优越引起的疾病；第二种是老年性疾病；第三种是世界疑难杂症；第四种是生活方式疾病。

其实，我认为第四种才真正定位了这些心脑血管疾病。但是很多人认为这个名字不够科学，不够医学化，所以很多人不去讲、不去用。

我问你一个问题：四十年前，中国人什么时候才能吃到肉？什么时候才能吃到白米白面？什么时候才能吃饱饭？

不管年龄大小，我相信你都听老一辈的人讲过，四十年前，大部分人只有在逢年过节的时候才能吃到一点肉，才能吃饱饭。这也就意味着，365天可能有360多天，人们在饿肚子，吃不饱饭。

那我反过来再问一个问题：四十年前，大多数人干的都是什么工作？是重体力活，人们都是天还没亮就出门，天黑了才回家。

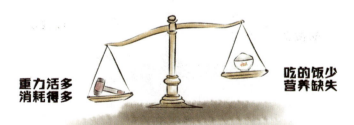

那个时候的人，只有干很多重体力活，才能养活一家三口，甚至更多的人，像今天这种坐办公室的工种是很少的。我们一个人，就像一部汽车，如果不给车加汽油，它是跑不动的，就算你加了再多的汽油，因为跑得多，汽油总会被消耗完。

同样的道理，用在人身上，你就能想明白，为什么四十年前我们只听过低血压、低血糖。

原因很简单，我们摄入的营养少，身体的能量也少，繁重的体力活却要消耗掉很多营养、能量。

四十年过后，我们的生活发生了天翻地覆的变化。老一辈的人，一个星期干的重体力活，抵得上我们现代人一年干的体力活。现代人每天摄入的营养多，可是消耗掉的能量很少，进与出的比例，四十年来正好颠倒了。

现代人所得的高血压、糖尿病等，都叫作富贵病。当你想明白这个道理时，你会突然发现，我们的运动能力在下降，肠胃的

四十年后

动得少　　　　　吃得多

高血压
高血糖
因吃得多而撑出来的病

习惯不改，没有人能救你的命，吃动平衡就是健康

消化能力在下降，心脏功能在下降，各种疾病就会来找我们。所以我认为富贵病不只包含心脑血管疾病，它跟很多的疾病有关联。

解读第二种疾病——老年性疾病。我经常听到很多人说，心脑血管疾病是老年性疾病，我个人不提倡这种叫法，因为，一旦说心脑血管疾病是老年性疾病，很多年轻人便不再害怕这类疾病。

我说一个数字，你就会明白，我为什么提倡把老年性疾病这个名词给去掉。想象一下，如果爷爷、爸爸和孙子都有高血压、糖尿病，你认为这是什么病呢？这叫遗传。那我想问爷爷，是谁给你传的？我再追问，往上追问三代人，爷爷的父亲，爷爷的爷爷，有没有高血压、糖尿病？

爷爷说那个年代吃都吃不饱，走路会摔倒，干活会栽倒，生个孩子会晕倒，你会发现，爷爷往上三代人，都是低血压、低血糖。结论就很明了了，往上三代人吃不饱，挨饿；向下三代人是吃饱了撑的，你认为这是饮食习惯的问题，还是因为遗传呢？我认为不是遗传，而是饮食习惯，高血压、糖尿病，确实会遗传，但是在一般情况下，都在第三代，为什么呢？

奶奶辈生孩子，一生都是三个、五个、十个，吃又吃不饱，生的孩子全部都是低血压、低血糖。母亲生我们的时候，也是兄弟姐妹两个、三个，那个时候，生活条件也不太好，我们都有低血压、低血糖。只有到了第三代，因为大多数是独生子，一个人怀孕，四个人伺候，爸爸、妈妈、公公、婆婆四个人伺候一个孕妇，孕妇很容易在怀孕期间体重超标，得妊娠期高血压、妊娠期糖尿病。

这个时候，才真正有了遗传性高血压、遗传性糖尿病。孩子一旦出生，体重达到八斤、十斤以上。这种体型的孩子，就容易比正常的孩子提前得高血压、糖尿病。一旦得了，就叫作1型糖尿病。

可母亲是因为后天吃胖了才得的，她只需要产后修复、减肥，她的血糖、血压就有可能恢复到正常水平。所以母亲是2型，孩子是1型。如果母亲怀孕期间体重超标，孩子就可能会有遗传性的高血压、糖尿病，那这个孩子的寿命一般都在三四十岁。这很可怕，我不是在危言耸听，因为这些知识，很多专家都会亲口告诉你，网上也查得到。

在这里，我再给大家说一个数字，就是你记住20年，好吃好喝20年，一定会有疾病来找你麻烦。

我们的爷爷50岁的时候，赶上改革开放，生活条件突然变好，那个时候我们的父亲30岁，我们这年代的人呢？十几岁。每个年代大约都隔20年，我们的爷爷从50岁好吃好喝，加20年正好是70岁，所以爷爷辈得心脑血管疾病——高血压、糖尿病、癌症，大多在70多岁。

父亲辈从30岁开始，生活条件变好了，过了20年是五六十岁，所以父亲辈大多在五六十岁得心脑血管疾病。那我们这代人，从十几岁生活条件变好，再加20年，到了三四十岁，这一辈心脑血管疾病的高发年龄，恰恰是三四十岁，所以，我经常开玩笑说，老话讲三十而立，四十不惑，可现在很多人四十多岁就不活了。四十多岁竟然就得了心脑血管疾病。

所以，一定要记住，我们的下一代更危险，从一岁的时候开始就顿顿离不开肉类；从一岁的时候开始，他想吃什么就可以吃什么，离不开那些垃圾食品，如方便面、薯条、锅巴等等，这一切都把这一代的孩子毁了。

他们上幼儿园的时候,就开始发胖;上初中的时候,就开始有了脂肪肝;上大学的时候,可能体重已经严重超标,体育课都无法去上了;到了大学毕业,开始工作没几年的时间,就已经出现血压高、血糖高等症状;三四十岁的时候,也许就会引发脑梗、心梗了。

我经常问,现在的动车提速了吗?确实,动车时速现在已经提到了两百八、三百八这样一个高速;现在的手机提速了吗?网络从3G变成了4G、5G。你会发现,我们现在连死亡都在提速,得心脑血管疾病的人已经开始年轻化。

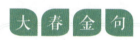

世界上最遥远的距离不是生与死,而是把"知道"当"明白"用。

悟:医生曾经给心脑血管疾病起过四个名字:

第一个名字叫作富贵病;

第二个名字叫作老年性疾病;

第三个名字叫作世界疑难杂症;

第四个名字叫作生活方式疾病。

当你想明白这个道理时,你会突然发现,到了最后,我们的运动能力在下降,肠胃的消化能力在下降,心脏功能在下降,各种疾病就会来找我们。

读者见证

读者：张丽萍

希望大家有正确的观念，有良好的生活习惯，不要把自己的健康交给医院，急性病可以交给医院，而健康一定是掌握在自己的手里的。多学健康知识，不但可以让自己健康，而且可以让自己的家人受益，不再花冤枉钱。感谢张老师的讲解，谢谢。

读者：观念

几个月前我接触到做健康行业的人，一切都是从听说开始。听说这个产品的好处以后，我就半信半疑地先给我妈使用，因为我妈得了冠心病。所以一开始给我妈配了两个，一个提高免疫力的，一个排毒的。我爸爸的血压太高了，一开始没敢给他用排毒的，只是提高免疫力；而对我妈妈的冠心病，我一开始也比说明书上的量减少了三分之二，这样让她循序渐进地来。但是我爸见我妈比他多吃了一种，也没问我，就自己按照说明书上去吃。过了不到一个月，我妈打电话跟我说，我爸的血压降到了160。我知道他也在用排毒产品以后，我既惊喜又后怕。

寄读者：学习了本节内容之后，你们有什么样的感悟呢？不妨拿起笔来，把你们的感想和心得记录下来。如果你们对本节内容还有什么疑问，请拿出你们的手机，动动手指扫左边的二维码进行关注，让我们在线上进一步地深入学习和探讨。

08

如何让你与家人远离心脑血管疾病(下)

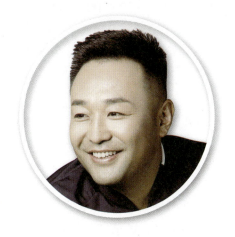

HEALTHY
CONCEPT

TREATMENT

健康观念 —— 治疗

大春心语

大家有没有发现，我们身边很多的病都被叫作世界疑难杂症？我希望不管你家里有没有心脑血管疾病患者，通过我讲解的内容，都一定要让你的家人去了解。因为有时候疾病，真的是我们无法预料的。提前预防总比发生了以后想办法弥补，来得更省心、更安全、更有效。

如何让你与家人远离心脑血管疾病？上节内容我们解读了心脑血管疾病中的两种，这节我们再解读另外两种。

心脑血管疾病也叫作生活方式疾病，这是这几年刚提出来的一种新的说法。顾名思义，这种疾病要用生活方式来解决，那我想问大家，什么叫生活方式疾病呢？

举一个简单的例子，哪些习惯会伤害我们的身体？假如我现在拿一个棍子敲你的脑袋，算不算是一种伤害？肯定算。如果连续敲一个月，会出现什么情况？脑袋会疼、会肿。这就相当于你长时间熬夜、抽烟、喝酒对身体造成的伤害。

我们去医院检查，可能什么都查不出来，但身体就是很不舒服，这该怎么办呢？老百姓会想到一个词，叫作对症下药。

不舒服的症状是怎么样的？疼和肿。我们很轻易就会想到，吃个消炎药，肿就消了，吃个止疼药，就不疼了，这两种药很神奇，可是你回家以后，如果我继续拿棍子敲你的脑袋，就好比你的坏习惯一直在继续，你的脑袋是不是又开始疼，又开始肿了？病是不是又复发了？那你又得吃药，最后的结果就是一辈子吃药。

我有一节内容讲过病的因果，说过所有的病的背后，都有一个坏习惯，所有健康的人，都有一个好习惯。

归结起来，许多疾病都是错误的生活方式造成的，只有改变错误的生活方式，才能恢复健康。我想提醒大家，每一个得病的人，一定要先反思，这几个月、这几年、这几十年，你是怎么糟蹋身体的。

我想把第二节内容中讲的一句话用在此处，就是因果当下报是小病，因果未来报是大病，也就是你这坏习惯坚持的时间越长，你得大病的可能性就会越大，所以你应该有一种后怕的感觉。

第四个名字，医生把它叫作什么呢？世界疑难杂症。

这也就意味着，心脑血管疾病是全世界都治不好的病，这听起来好像很有道理，但是我想问，有哪一种药能管住你的嘴巴？也就意味着，吃完这个药，不用管住嘴巴，我们身上不长肉。有哪种药能替代你的腿？也就是吃完这个药，我们不用锻炼身体，我们身上不长肉。这是不可能的，药根本替代不了错误的生活方式。

讲到这里，我想到了一个学生跟我咨询过的病例。当时我在海口讲课，有一个学生听完我的课，第二天一大早到酒店跟我说，她姐姐得了一个世界疑难杂症，我一听世界疑难杂症，大概就明白了什么意思。

大家有没有发现，其实我们身边很多病，都被叫作疑难杂症。我问是什么病,她说是强直性脊柱炎。她姐姐在北京,是国家一级演员。我问她,你姐姐在得强直性脊柱炎之前是什么病?她说刚开始是风湿性关节炎,后来是类风湿性关节炎,现在是强直性脊柱炎。

我问她什么叫风?打开窗户,吹进来的是不是风?她说是。地下室很潮,是不是湿?她说是。两个加起来是不是叫风湿?她说是。

你会发现那些得了风湿病的人很害怕天气变化,很害怕阴冷潮湿。我说哪家医院是查风湿的?哪个药是治风湿的?在中医里有,在西医里是没有的。这个就像家里阴冷潮湿,刚开始是壁纸发霉,后来水泥开始起粉了,最后连钢筋也生锈了。这就是为什么风湿性关节炎会发展到类风湿性关节炎,最后严重到强直性脊椎炎。你会发现,刚开始是关节受了寒,后来是软骨组织受了损,再后来脊髓也开始发炎了。

这其实是一个病在慢慢加重的过程。我再问她,如果风湿攻击到心脏,叫什么病?她说是风湿性心脏病。

我讲到这里,大家应该已经明白了,为什么这些疾病会成为世

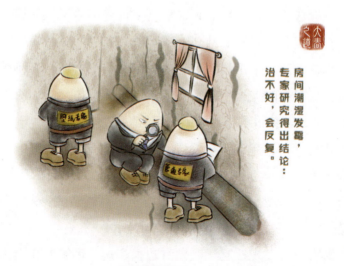

房间潮湿发霉,专家研究得出结论:治不好,会反复。

分科局部治疗

界疑难杂症。其实不是病的问题，而是我们没有抓住病因，抓不住病因，那所有的病都会发展成疑难杂症。

这就相当于两个孩子，一个因为饿而哭，一个因为疼而哭。如果我们不管孩子为什么哭，那这两个孩子第一天哭，第二天哭，第三天还会继续哭。结果呢，你会发现噩耗传来，一个孩子被饿死了，一个孩子被疼死了，我们只能说，这是并发症。

我们只有搞清楚了孩子为什么哭才可以。他说饿了，那给一个馒头，他就不哭了。第二个孩子说受了伤，疼，那我们只要把伤的问题解决掉，孩子就不哭了。

所以，一定要记住，当一个疾病发生的时候，我们应该先去找病因，这样解决的办法就会变得很简单。就像我刚开始讲到的，你只要知道你怎么从家里到这儿来，那你一定知道怎么回去，也就是你只要知道这个病是怎么来的，那就知道应该怎么调理。

我见过很多人，因为长时间的工作，得了一些职业病，其实，如果你懂得保养，这些病不会找你，它们跟职业没关系，跟你不懂保养有关系。

回头总结一下心脑血管疾病的四个名字。

第一个，富贵病就是我们吃饱了撑出来的，习惯不改，没人能帮你。

第二个，老年性疾病。我们不要再去提，因为我们这代年轻人，如果一听这是老年性疾病，就不会去改变自己的生活习惯，会继续糟蹋身体。

第三个，生活方式疾病。这才是我们真正应该去研究的，现在不只是心脑血管疾病叫生活方式疾病，我认为现在许多疾病，甚至连癌症都应该定义为生活方式疾病，这是一个我们应该努力普及下去的知识。

第四个，世界疑难杂症。你可以简单地认为，没有一种药能替代我们错误的生活方式。你不要害怕自己得了世界疑难杂症，我认为现在几乎所有的病，都可以叫作世界疑难杂症。

最后做一个大的总结：现在的心脑血管疾病患者有2.5亿人，这2.5亿人会辐射到2.5亿个家庭。差不多每两个家庭，就有一例心脑血管疾病，我立志用我后半生的演讲，影响一亿人，改变一亿个家庭。虽然这个目标不知道什么时候能完成，但是不管怎么样，我希望每一个读者能陪着你的家人，一起来读这两节内容。

我认为这节内容能让三代人改变观念、改变习惯，这才是健康的第一步。

第二步，观念、习惯改变后，再来调理、保养身体，用中医的办法给自己的身体排排毒。几十年的坏习惯下来，身体内堆积了很多垃圾，这不是药物能解决的。

第三步，清理堵在身体里几十年的垃圾。心脑血管疾病没有十年、二十年、三十年，是得不了的。

你一定要给自己的身体三个月、半年、一年的时间，把几十年积累的垃圾清理掉，这必须做，不然有可能会出现心梗、脑梗、肿

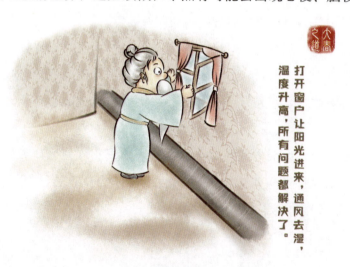

不分科整体调理

瘤、癌症等大病。

没有调不好的病，只有救不了的人。

世人难救，很多时候是因为人在思想上一旦被某种知识或者文化禁锢，就很难再接受新的思想、新的文化，会产生抗拒心理，人会变得固执。所以，我经常听医生说，人不是死于疾病，而是死于无知，我认为还有一种，就是死于固执。

其实，大家有没有发现，我们身边很多的病，都被叫作世界疑难杂症。我希望，我所讲解的内容，不管你家里有没有心脑血管疾病患者，一定要让你的家人去了解，因为有时候疾病真的无法预料何时发生。

可能在三年、五年或十年以后，你家人不好的生活习惯，将会引发这些相关疾病，那么对于我们来说，提前预防疾病总比发生了以后想办法，来得更省心、更安全、更有效。

大春金句

西医治的是人得的病，中医调的是得病的人。

悟：健康离开整体性的研究，将一事无成，这是中国工程院俞梦孙院士对医疗与健康管理区别的诠释，从根上说明问题，这也是中西医的区别。

人的心态、性格、生活方式、血液、家庭都会影响你的健康，不要独立地看待疾病。

读者见证

读者:梁倩

因为生活在高原地区,家人都喜欢吃牛羊肉,无肉不欢。这节内容是我和家人一起学习的。读了大春老师的书,能让家人远离心脑血管疾病的困扰,特别欣喜。

大春老师书的内容通俗易懂,家里人都读进去了。我相信只要坚持让家人和我一起读,循序渐进,一定能改掉不良的生活习惯,再次感恩大春老师!

读者:郭庆云

读了两节张老师关于如何防治心脑血管疾病的内容,感触颇深。

您从当下人们的生活方式的因,来界定心脑血管病的果,从因果关系和认知角度,从不同的思维角度来解读心脑血管疾病,诠释得精准,又很贴近现实。

没有调不好的病,只有救不了的人。非常感谢您的讲解,我将一如既往地学习,不断成长,把健康产业发扬光大。感恩老师。

寄读者:学习了本节内容之后,你们有什么样的感悟呢?不妨拿起笔来,把你们的感想和心得记录下来。如果你们对本节内容还有什么疑问,请拿出你们的手机,动动手指扫左边的二维码进行关注,让我们在线上进一步地深入学习和探讨。

09

大病查出来为什么到晚期（上）

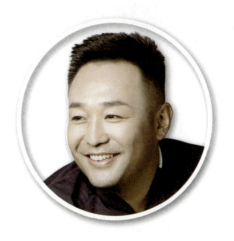

HEALTHY CONCEPT

TREATMENT

健康观念 治疗
HEALTHY CONCEPT TREATMENT

> **大春心语**
>
> 为什么大病早期查不出来呢？当我揭开这个谜底后，一定会颠覆大家的观念，你会突然发现，原来是我们自己耽误了一切治疗。我相信不管是医生还是病人，或者是从事健康行业的人，都会对这个话题好奇。

本节这个话题，很多人一定会感兴趣。我们讨论的是：为什么大病一查出来就到晚期了。

为什么在早期的时候查不出来呢？当我揭开这个谜底，一定会颠覆大家的观念，你会发现，原来是我们自己耽误了治疗。

我相信不管是医生还是病人，或者是从事健康行业的人，都会对这个话题好奇。

我常说：健康在生活里，不在医院里。没有一家医院是看健康的，医院是看病的地方。可能你还不能完全理解这句话，等我解开"为什么大病一查出来就到晚期了"这个秘密，你自己就能找到答案了。

你如果是医生，可能会告诉病人：大病会扩散、转移，很难治好。如果你是病人，不知道这个秘密，一旦查出来到了晚期，你就是倾家荡产也无能为力了，求医无门，只能听天由命。

如果你从事健康行业，身为健康管理者，你解答不了这个问题，你就做不到有效预防，得不到顾客的尊重；如果你是做健康产品销售的，解答不了这个问题，顾客一定会不信任你，更不会长期消费。

所以，本节的话题，对每一个家庭都有意义。这只代表我个人的观点，我没有否定任何专业和医学，只是从不同的角度去解读这个现象，也希望更多专业的人、不专业的人、老百姓，能在这个话题上多去讨论，多去研究。

首先，我用三个字来解读，为什么大病一查出来就到晚期了。当我说出来的时候，我相信所有的人都知道这三个字，但是这三个字背后有六个问题，我把六个问题问完，你才能从"知道"到"明白"，哪三个字呢？微循环。我相信所有人都知道这三个字。那有什么样的六个问题呢？

第一个问题，什么叫微循环？微是小的意思，循环是来回流通的意思，简称转圈圈。

第二个问题，哪里有微循环？你不要简单地告诉我全身都有。我们一个一个过一下，你就能将自己的身体和疾病对上号。脑袋有没有？有。眼睛呢？也有。淋巴、乳房、心脏、肝脏、脾脏、肾脏有，我们的生殖系统、手脚末梢也有，确实是全身都有，每一个器官都有微循环。

第三个问题，大家一定要跟着我的思路去思考，不循环了叫什么？

就跟上学一样，我们上学是从幼儿园、小学、初中、高中到大学，一步步念出来的。同样没有一种疾病是突然就到了晚期的，疾病也是从小到大、从轻到重，它有轻重缓急，最轻叫症状，加重了才会有指标上的变化，这可能叫慢性疾病，最后才会变成了急性病，要人的命。就像长斑、口腔溃疡、眼睛干涩等，一定是身体有问题了，这叫症状，当你有了这些症状，去医院检查时，不一定会查出什么疾病。

疾病是从症状到指标变化，再到器质性病变，最后变成要人命的急性病。

在这里，我从头到脚举例说明，带着大家把每一个疾病给解释一遍。你如果读过第三节用"因果"解读所有的疾病，也就会明白，微循环不好，是大部分疾病的病因。我们这里不讨论病，只研究病因，请套用这句话：谁管果，没结果，谁管因，能去根。不懂因果，胡作非为，错上加错。

比如说，如果大脑循环不好，最轻会有什么症状？最轻应该是记忆力下降或者脱发，再加重一点会出现头昏脑涨。再加重呢？偏头痛。再加重呢？可能会出现三叉神经痛。再严重，就有可能是脑梗。再加重，会是中风、脑溢血、脑肿瘤。

如果眼睛循环不好了，最轻是眼睛干涩，这只是一个症状。慢慢开始加重，会发展成玻璃体混浊；再加重，白内障；再加重，眼底出血，眼睛失明。

淋巴循环不好，最轻的叫作淋巴肿大，这时候可以消肿，如果肿了不能消，叫淋巴结节，结节变硬之后，叫淋巴囊肿变大，最后就有可能发展成淋巴癌了。

乳房也一样。乳房刚开始循环不好的时候，病人会感觉像针扎一样痛，但是拍片子，拍不出来，检查也查不出什么大问题，病情一步步加重，就会变成小叶增生、乳腺囊肿、乳腺癌。

再说心脏。我上节已经讲过，如果心脏的小血管被堵住，会有杂音，这叫心律不齐、心慌心悸，堵得厉害之后，就会出现心绞痛，这是小血管，那大血管堵住呢？就叫冠状动脉狭窄，堵死就是心梗了。

肺也是一样。肺刚开始被堵住，轻了叫胸闷气短，咳嗽会慢慢加重，肺开始出现钙化，再加重，会出现肺水肿，最后就可能是肺癌。

如果肝脏堵住，轻了叫轻度脂肪肝，加重叫中度脂肪肝，再加重叫重度脂肪肝，再加重叫肝硬化、肝囊肿、肝癌。

肾脏一旦被堵住，刚开始是腰酸背痛，再加重可能是肾结石、尿道结石，再加重就是肾盂肾炎、肾小球肥大，再加重就是肾功能衰竭。

子宫如果被堵住，轻了，小肚子会坠着疼，加重之后会痛经，这也就是为什么碰了凉水容易痛经，因为遇凉水，微循环会变差，痛经会加重，开始出现子宫囊肿，子宫里的垃圾排不出去，会出现多发性囊肿，再严重就是子宫癌。如果输卵管微循环不好，阻止受精卵进入子宫，受精卵就会在输卵管里生长变大，最后会撑破输卵管，导致大出血，这会出人命的，这就是可怕的宫外孕；如果输卵管循环再差一些，精子就不能正常地和卵子结合，这就会导致不孕不育症。

如果脚的循环不好，刚开始时会酸、麻、胀、肿，再严重就会静脉曲张。被不同的垃圾堵住，会导致不同的后果，比如说尿酸高，就是酸性毒素偏高，它堵住脚部的微循环，堆积到关节，让关节变形，医学上叫作痛风，这就是微循环不好，酸毒排不出去的导致的。

再比如说，糖类垃圾偏多，就是血糖高，大家都知道，如果杯子里放的糖多，结晶是往下沉的，这也是糖尿病的并发症为什么是烂脚，而不是烂手。

胃刚开始出现问题时，叫浅表性胃炎，加重了就是胃溃疡，再加重就是胃糜烂，再加重呢？胃出血。再加重呢？胃穿孔。这就是胃糜烂从轻到重的整个过程。

我从头到脚，几乎把每一个器官都用微循环解读了一下。大家有没有发现一个规律，大多数病其实都是一种病，只是程度不同而已。

身体会根据微循环出现问题的不同程度，给我们发出不同的信号，前期可能是不疼不难受的症状，中期会有偶尔不舒服的感觉，后期会有很难受的、持续性的疼痛，这是身体自救的信号。

大多数人没有意识到很多疾病其实是同一种病，只是不同的器官出现了同一个问题，那就是微循环不好。

我经常跟别人开玩笑说：你们把土豆叫什么？有的人会叫马

铃薯，有的人会叫洋芋，有的人会叫山药蛋，还有的人叫地蛋等。土豆可能有许多不同的名字，但是那些名字所指的是同一种东西。

这和我们的身体的症状是一样的道理。脑循环不好时，就叫作脑梗；心脏循环不好时，就叫作心梗；肾脏循环不好时，就叫作衰竭；肝脏循环不好时，就叫作硬化；血管循环不好时，就叫作血压高。

它们不管叫什么名字，但都是同一个问题，就是微循环不好的意思。

这只是微循环背后六个问题中的前三个问题。第一个问题，就是什么叫微循环；第二个问题，就是哪里有微循环；第三个问题，就是不循环了应该叫什么。

当你明白了这一切的时候，你就会突然明白，以前所知道的很多复杂的疾病，按病因来分析，原来是这样的简单。

大春金句

健康是你年轻时善待身体，而老了以后身体送给你的礼物。

悟：拥有时忽视，失去时痛苦。

如果想要你的汽车、电脑使用寿命长、不要坏，一定是越早保养越好。可是你为什么对自己却要等有问题、有时间了，等老了或有钱了？甚至更多的人认为，保养是老人的事情。

如果你爱家人，请思考这句话，健康观念应该从孕妇开始重视，从孩子习惯开始培养，越早越好。

读者见证

读者：那道山梁

能生就能灭，能发就能消。找对病因，就知道了结果。老爸是教师，很多教师都有职业病——静脉曲张。职业病，就是生活和工作方式带来的病。懂得了微循环的机制，才能知道怎么预防和治疗。

读者：富贵（广结善缘，心平气和）

这节内容让我明白了，所有疾病都是从微循环不通开始，一点点延伸才造成大病的。知道了病因在哪儿，就能去准确地调理，但往往很多人不懂这些，小问题不注意，总认为没事，一拖再拖，结果就是大事了。

读完老师的讲解，了解到什么都是有顺序的，没了顺序就是胡作非为。我要好好地学习老师的书，把健康观念传播出去，让每个家庭都有一个懂健康的人，让更多的人远离疾病带来的痛苦。

寄读者：学习了本节内容之后，你们有什么样的感悟呢？不妨拿起笔来，把你们的感想和心得记录下来。如果你们对本节内容还有什么疑问，请拿出你们的手机，动动手指扫左边的二维码进行关注，让我们在线上进一步地深入学习和探讨。

10

大病查出来为什么到晚期（下）

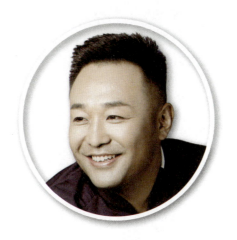

HEALTHY
CONCEPT

TREATMENT

健康观念 治疗
HEALTHY CONCEPT TREATMENT

> **大春心语**
>
> 在你这一生中,最不会骗你的就是你的身体。它将时时刻刻用不同的信号来和你说话,希望得到你的帮助。所以,我有一句话送给大家:疾病不是身体在找麻烦,而是身体在喊救命的语言。

接着上节的话题——为什么大病一查出来就到晚期了,总共六个问题,上节我们讲了前三个,本节还有三个关键的问题。

第一个问题,老百姓一般是身体舒服的时候去医院体检,还是难受才去医院体检?肯定是难受才去。

第二个问题,有没有遇到过这种现象,明明难受,医院体检完,指标却都正常,大夫说没什么大问题?我相信一定有人遇到过,这是一个很矛盾的现象,明明是难受才去医院的,可是医生竟然说没什么大问题。

第三个问题,大病一旦查出来,都到什么阶段了?没错,都到晚期了。

想一下大血管、小血管、毛细血管，你难受了，去医院检查，那是哪个血管堵住了，给你发出的信号？那是毛细血管堵住了。毛细血管是最小的血管，它堵住了，很难通过指标查出来。所以大夫会告诉你，没事，没什么大问题，指标正常。

一旦医生告诉病人他的身体指标正常，他就会胡作非为，恶习不改，这样下去，大血管迟早会被堵住。血管堵到30%，不叫什么病；堵到50%，偶尔会有症状，但医院里没法确诊；大血管堵到70%以上的时候，医生才能据此诊断具体得了什么病。

所以，大血管一旦被堵住了，大夫查出来都到晚期了，这就是所谓的确诊。医生也确诊了，你问他怎么办，得到的答案是：一辈子吃药，没治。所以毛细血管被堵住，没事；大血管被堵住，没治。

所以，大病查出来为什么都到晚期了，原因就在这里。最小的血管堵住了，身体会发出各种信号——疼、麻、胀、酸、长斑、长癣、脱发、记忆力下降等，用比较轻的症状提醒我们，这就是身体的语言。

有一个名词，医生和病人都喜欢用，就是亚健康。我觉得亚健康这个名词很害人。为什么呢？因为所有处于亚健康状态的人经常把亚健康和没病画等号，错误地认为自己很健康，照常胡吃海塞，往身体里随意扔垃圾，更不愿意改变生活习惯，不重视自己的健康。所以我总结了一句话：亚健康是一个筐，找不到病因都往里装。

我想告诉大家，什么叫亚健康。我打个比方，你要对你自己的亚健康状态重视起来。亚健康状态就相当于你的孩子在考试，只考了60分或65分，你会愿意接受这样的结果吗？这样的考分在及格的范围内，但这代表着他的学习成绩已经很危险了，他离不及格就是几分的差距。在亚健康状态中，你的身体的健康指数，可能就是在60分和65分之间，但你对这种亚健康却不以为意。

当大病来临时，大血管被堵住了以后，那已经不是症状了，那可能是你的整个身体已经出现了问题，这就是疾病。

其实，我们的身体比医院里的仪器要灵敏很多。我举一个例子，你一晚上不睡觉，第二天早上起来，你的身体就会立刻有感觉——眼睛会充血，人会犯困、打瞌睡，一天没有精神。但你要是去医院检查，有可能什么都查不出来。就像体检之前都会要求空腹，吃了一顿饭，身体指标就会有变化，身体就是这么灵敏。

很多时候，我碰到那些心脑血管疾病的专家时，他们会告诉我，其实这些心脑血管疾病前期是有症状的。比如说，前三个月或半年，这个人可能会出现嘴麻，然后咬舌头，走着平路容易摔倒，手脚麻等情况。

肝胆不好的人，会出现嘴巴苦、后背疼、肩膀疼等症状，吃肉会拉肚子。如果我们能把所有疾病的各种前期症状普及给每一个家庭，就能真正地做到以预防为主，防微杜渐，让很多大病不再发生。

身体出现大的问题，一般都有三个方面的原因。

第一，缺乏专业医生的指导。专业医生懂得小症状与大疾病之间的关系，可是他们没有时间去给每一个病人和每一个家庭普及这些知识。

第二，正常的身体指标蒙蔽了我们对疾病的认知。身体难受了，体检的指标却很正常，这个矛盾的现象导致很多人只相信专业的检查，却不再相信自己的身体。

错误的行为会一直继续，导致错上加错，让悲剧一再上演。更有家里三代人一直重演着这种悲剧，疾病不停复发，三代人查出一样的大病，没有人意识到要改变错误的生活习惯，更没有人与自己的身体对过话。

第三，我们不仅没有读懂身体的语言，还用各种药物和身体对着干，把身体的语言给封闭住。

比如说，针扎屁股，屁股会疼。如果打了麻药，屁股是不疼了，可是针的伤害一直在。我们要做的不是去止疼，而是要听懂身体的语言，不去伤害自己的身体。就像很多人咳嗽的时候，想到是止咳药，但我来给大家解释一下，身体到底在跟你说什么话。

肺是吸到了脏东西，还是干净的空气，才会导致人咳嗽？肯定是吸到了脏东西，不管是灰尘还是冷空气。咳嗽了是身体在告诉你，肺上有垃圾。通过咳嗽、吐痰，肺想把脏东西排出去。

止咳药有什么用呢？止咳是让那些垃圾停留在肺里面，时间一长，肺细胞会被堵死。堵住的面积一大，就会形成肺钙化。肺钙化是肺细胞坏死之后产生的一种特殊变异。

当一个人长时间的止咳、没有力气咳嗽的时候，咳嗽就会变成喘，医学术语叫作哮喘，这就是吃止咳药可能带来的后果。西药一般是止咳，中药是化痰，就是帮你分解、排毒的意思；中西医存在方向和方法的区别。

中医讲究望、闻、问、切的诊断方法，提倡治未病。你开始注重症状的变化、学会预防、懂得调理的时候，就可以让自己远离大病、怪病。

微循环的问题解决了，大血管还会堵吗？答案不言自明。所以治未病应该从打通微循环开始，从大血管没有堵住开始。追求健康是一辈子的事情，那治未病、预防大病更是一辈子的事情。

可是，人的坏习惯往往能坚持一辈子，好习惯却坚持不了一阵子。为什么人学坏容易学好难，是因为我们有一个观念的开关没有被打开过。后面我会对这个问题进行讲解。

所有打通微循环的方式、方法，都是在生活中，不在医院里。很多食品和养生疗法都有打通微循环的功能，比如说茶、醋、葡萄酒、酵素、泡脚、火疗、汗蒸等。所以，预防大病的方法很简单，就是坚持一个好习惯，改掉一个坏习惯。

你一定听说过空调病，也听过"冬吃萝卜夏吃姜"的说法。夏天，天气热，温度高，要少吃冷饮，用姜让自己身体内部的温度提高。打通身体的微循环，加速排毒，加速燃烧脂肪，这就是冬病夏治的秘密，是老祖宗把微循环与疾病的治疗结合起来的方法，真正做到了大道至简。

微循环好不好，跟什么有关系？跟温度、血液有没有关系？肯定有。你会发现中医疗法很多都在升温，像艾灸、火疗、拔罐都是在升温，升温会让微循环变好。西医习惯打点滴，这会让我们的体温降低，降温会让人体的微循环变差，这也是为什么国家开始严格控制点滴使用。

大家有没有发现，不仅是西医会降低你身体的温度，连西餐里的搭配都会降低我们的体温。西餐经常会搭配冰激凌、冰块，所以出过国的人都有经验，国外的餐厅和酒店很少有提供开水的。我个人的理解是，西医是给西方人看病的，中医是给中国人看病的。几乎全世界调理疑难杂症的全是中医，因为中医认为人是一个整体的微循环，是把人当作一个整体来看的。

循环好不好跟血液息息相关，因为血液在血管里流通，如果血液脏，那微循环就会变得很差。

中医一直都在清理血液垃圾，给身体排毒；西医的很多体检指标都是通过抽血化验得来的，说白了就是血液里的垃圾被分类的指标，这能证明血液是否干净，与循环也息息相关。

西医会分科，其实就是把每一个器官分给了每一个门类的专家，专家的注意力都放在了某个器官上，忽略了血液的指标。

我希望大家不妨把"大病为什么查出来到晚期"的这些问题，仔细去读一遍，这会让你悟到很多健康的智慧，也会让你明白什么叫先知先觉，什么叫不知不觉，什么叫无知者无畏。

你明白了这一切时，就要学会和你的身体对话。在你的这一生中，最不会骗你的就是你的身体。它将时时刻刻用不同的信号来和你说话，希望得到你的帮助。所以，我有一句话要送给大家：疾病不是身体在找你的麻烦，而是身体在喊救命的语言。

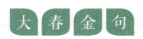

保养是老样子，不保养是样子老。

悟：老同学聚会时的两个话题，时间会证明谁是对的，谁是错的。这不光是健康的问题，还影响自信、婚姻、幸福、性格脾气、孩子教育等等。

健康观念 治疗 HEALTHY CONCEPT TREATMENT

读者见证

读者：甘婉萦

从第一次听大春老师的课开始，我就觉得健康观念的传递太重要了。因为，我们时常会忽略身体给我们发出的信号，觉得小毛病、小事情，偶尔一次两次无所谓，有时候甚至把一些身体给我们的信号错误地理解为坏脾气。

理解和沟通真的很重要。因为每一个坏脾气和不满的背后都隐藏着一份需求，我们要发掘出这份需求，更好地有效沟通。非常感恩遇上大春老师，健康的道路我们需要走一辈子，并且代代相传。

读者：那道山梁

我老妈2005年得了风湿，动都不能动，我们将她背到医院治疗。现在想起来，就是性格要强、积劳成疾所致。东北的风寒之气，天寒地冻，风雪交加，母亲在外面劳作，久而久之，积累成了风寒湿邪。现在回想起来，病因是很清楚的，陈年旧病积累叠加，才有了后来的集中爆发。没有无缘无故的病，却有拼命奉献的爱。

微信扫一扫，使用小程序

寄读者：学习了本节内容之后，你们有什么样的感悟呢？不妨拿起笔来，把你们的感想和心得记录下来。如果你们对本节内容还有什么疑问，请拿出你们的手机，动动手指扫左边的二维码进行关注，让我们在线上进一步地深入学习和探讨。

11

没有治百病的药，但有调百病的方法（上）

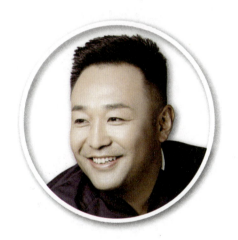

HEALTHY
CONCEPT

TREATMENT

健康观念 治疗
HEALTHY CONCEPT TREATMENT

> **大 春 心 语**
>
> 如果你知道了我对因果的解读，我相信你很容易就能分析出来，为什么很多的人看病，越看病越多。而且你会发现像连锁反应，一旦进入恶性循环，很难让自己逃离这个怪圈。

我相信，所有人看到这个标题的时候，先会好奇，而后会觉得很矛盾，医生看到这个标题可能会有异议。但是等我讲解完，我相信所有的医生都会认可我讲的内容，做健康行业的人会兴奋，病人也会恍然大悟。这部分的内容比较多，会分三节，每一节都会阐明一个重要观点。

这个世界上没有治百病的药，为什么会有调百病的方法呢？

在这里，我先问大家一个问题，农药是用来杀什么的？很多人会说：用来杀害虫。那人碰了农药会不会死？鱼碰了会不会死？鸟碰了会不会死？这些都不是害虫啊。所以，当你不加思考地告诉我，农药是来杀害虫的时，你的认知就出了问题。你如果习惯性地认为农药是用来杀害虫的,就会肆无忌惮地滥用农药,加大药量,忽略对人的伤害。可任何事情都有两面性,农药不只会杀害虫,还会杀所有的生物,因为它不长眼睛,从来不分好坏。

自然界有害虫,有益虫,我们的身体其实跟自然界一样,有有害菌,也有有益菌。让我们生病的叫有害菌,让我们健康的叫有益菌。真正健康的人是菌群平衡的,滥用抗生素会导致身体的菌群失衡、免疫系统紊乱,会导致消化不良等肠道性疾病,长此以往,会引发各种消化系统方面的癌症。

很多人一开始对抗生素的理解跟农药一样,认为抗生素是杀细菌、病毒的,可是抗生素跟农药一样,是不长眼睛的,当它进入人体的时候,有害菌也杀,有益菌也杀。所以,很多

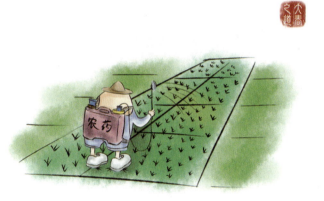

难道农药只杀害虫?

人都知道滥用抗生素会降低免疫力,但是为什么会降低免疫力,没人解释得清楚。我这么一讲,我相信很多人会恍然大悟。

原来抗生素是不分好坏的,会同时伤害有益菌和有害菌,导致人体的免疫力下降。

那耐药性又是怎么产生的呢?病毒为什么会升级?我在这里一并给大家解读。你如果不明白这个道理,就不知道药物的可怕性。我想问各位,病毒是活的还是死的?你不用学医,就能明白它是活的。那

药品是活的还是死的?当然是死的。吃药就是我们用死的药物,来对付活的病毒,一旦病毒对药物产生耐药性,药物就起不了作用了,我们身体的防御系统已经被破坏掉了。

医生会告诉病人,能吃药就别打针,宁可用便宜的药,也不要用贵的药或者是把药量增大。因为我们轻易用了贵的药、进口的药,把药量增大了,国产的药或者是副作用小的药就会失效。原因何在?我经常听到很多家长说,他的孩子感冒、发烧,其他的医生看不了,必须去看那个很厉害的医生,其实这里面的秘密是:大多数医生开的是普通的药,药量小,看病很"厉害"的医生大多用药猛,药量大。所以,你带孩子看过所谓"厉害"的医生,一般的医生就看不好你孩子的病了,你反而会认为,这个医生的医术不行。

我经常开玩笑地问很多人,包括医生,有钱的人和没钱的人得了病以后,哪个会先死?我发现所有的人,答案一致地告诉我:是有钱的。我会再问:那我们拼命地赚钱,是为了早点死吗?其实,在去医

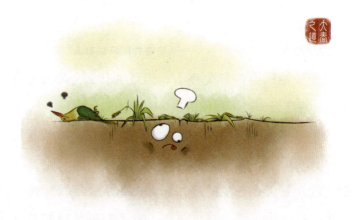

一旦过度,益虫和害虫都会被农药杀死

院的路上，一共有四个问题需要思考，而我们习惯了少想一个问题。

如果我们很有钱，得了病，不差钱，第一个问题，我们去大医院还是小医院？答案肯定是大医院。第二个问题，我们请专家看还是看普通门诊？答案肯定是专家。第三个问题，开贵的药还是便宜的药？答案肯定是贵的药。

可是，大家都忘了问第四个问题，我帮大家问一下，贵的药和便宜的药，哪个副作用大？肯定是贵的药。所以，刚才的那个奇怪的答案，是从这里产生的，就是有钱的人和没钱的人，得了病以后，谁会先死。医生见证了无数这样的事实，其实这不是钱多钱少的问题，而是医生向左、病人向右的问题。

所以，当我们滥用抗生素的时候，用的药越多，越是进口药，副作用可能会越大，会出现每个人都不想看到的三个结果。哪三个结果？第一个，滥用抗生素会导致免疫力下降，免疫力下降，怪病就会越来越多。第二个，病毒会升级，也就是产生了耐药性。病毒会发展为超级病毒，大病会越来越多。第三个，药物会被淘汰。药已经失效了，无药可治，这个时候得感冒可能也会死人。

这三个结果，每个人都不想看到，但现在因为抗生素的滥用，这样的结果已经出现了。但大家不用太过担心害怕，因为我们身体里的病毒是活的，免疫力也是活的，所有的疾病与恢复就不难解读了，我在下节会把恢复健康的秘密告诉大家。

我经常听很多家长很自豪地告诉我，我的观念很好，我的孩子感冒、发烧，从来不滥用抗生素，我一直用一些祖传的办法、中医的办法或者营养的办法去调理。这里面其实也存在一个误区。

我举个例子，四十年前，我们在农村里待过的人都知道，鸡鸭猪这些动物病死了，有的人随便一扔，另一些人则会把这些病死的动物给煮着吃了。因为那个时候，动物身上的病毒不会跟人产生交叉感染，可是今天这个时代的养鸡户、养鸭户、养猪户，把各种抗生素、消炎药掺进饲料里，或者往鸡脖子、鸭脖子、猪脖子上打。后来，动物被卖掉了。

第一批卖掉了，可是这一批动物的粪便还在，鸡舍、猪舍里那些产生了耐药性的病毒还在，到了第三批、第四批，可能就会出现鸡瘟、猪瘟，到了第五批、第十批，有可能出现禽流感或者猪流感，这说明了什么？

这说明病毒会在药物的不断刺激下，变得越来越厉害，原来动物身上的病毒，跟人之间不能发生交叉感染，病毒一旦升级，就会传染给人类。出现禽流感、猪流感以后，这些动物不是由你来处理，国家会派专业卫生防疫人员，穿着防化服，到你的鸡舍，把所有的鸡都给杀掉，甚至要把整个村子包围起来。而且，如果麻雀飞到你的鸡舍，那麻雀也会被处理掉，不然的话，传染了禽流感的麻雀飞到另外一个城市，会传染其他的鸟类，这些鸟类再飞到另一个国家，那些国家的鸟类也会被传染，这就意味着，现在一个养殖户滥用抗生素，有可能会杀掉全世界的鸟类。

同样的道理，你的孩子没有滥用抗生素，但孩子要上学，他同学的父母无知，爷爷奶奶无知，孩子一感冒，他们就会让孩子打抗生素、吃消炎药，甚至跟大夫说用最好的药。这个孩子用最好的抗生素，第一次、第二次见效比较快，到了第四次、第五次，见效就慢了，这就是因为孩子体内的病毒产生了耐药性。医生会说，这次的病毒感染跟以往不一样，病情更严重。很多人以为是病毒不一样，其实是病毒升级了，再加大药量，可能也治不好，到大医院之后，医生会说孩子体内的菌群失衡了。

一体检完，医生发现了一种新的病毒，叫作超级病毒，它是怎么来的呢？是家长滥用抗生素、消炎药以后制造出来的，一个孩子体内的超级病毒有可能传染给班里的任何一个孩子。

防止滥用抗生素不是某一个人的事情，而是每一个人的责任，因为只有别人安全了，你才能安全。如果无节制地使用抗生素，抗生素对疾病的功效就会越来越弱，最后，可能会迫使我们回到发现青霉素之前的时代，结果可能是疾病肆虐，无药可治，所以，大家一定要谨慎。

我奉劝各位，你和你的家人不滥用抗生素，并不代表耐药性的病毒就与你无关，也不一定代表你就是安全的，只是说，当我们过度地使用抗生素时，我们每一个人都会很不安全，如果继续滥用药物，这种风险将会加大。

如果你知道了我对因果的解读，我相信你很容易就能分析出来，为什么很多的人看病越看病越多，而且你还会发现这就像一个连锁反应，一旦进入了恶性循环，就很难让自己逃离这个怪圈。

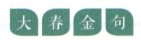

人的一生一定要学会两种能力才能幸福：谋生赚钱和养生健康。

悟：你重视+开始行动+学习这个能力=得到

你以为你重视+行为错误+不愿意学习=失去

健康就是这样被我们忽视并失去的，因为我们错误地认为，身体健康是专家的事情，不是自己的事情，你说呢？

读者见证

读者：unfefined

前段时间，无意中听了大春老师讲的21分钟健康观念，从此就喜欢上了大春老师的课程，果断地报名听线上课程。为了让更多的老百姓走出健康的误区，这次我又读了张老师的著作。我相信经过张老师的教导，我一定会早日实现我的梦想——让中国人都健健康康、平平安安的。非常感谢张老师！

读者：路凤敏

提及抗生素，大家都知道，目前这类药物品种众多，但每种抗生素都有其自己独特的副作用。

当药物的副作用积累到一定程度时，小病会变成大病，大病查出到晚期，医生说没得治。人不是死于疾病，真的是死于无知。我们一定要把大春老师的健康观念普及到千家万户，让更多的人明白健康不在医院里而在生活里。

寄读者：学习了本节内容之后，你们有什么样的感悟呢？不妨拿起笔来，把你们的感想和心得记录下来。如果你们对本节内容还有什么疑问，请拿出你们的手机，动动手指扫左边的二维码进行关注，让我们在线上进一步地深入学习和探讨。

12

没有治百病的药,但有调百病的方法(中)

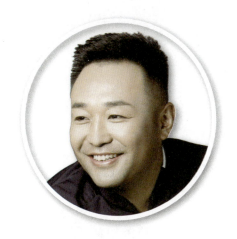

HEALTHY
CONCEPT

TREATMENT

健康观念——治疗

> **大 春 心 语**
>
> 现在经常有人说他喝凉水都会长肉，吃一点就会饱，还有一些人没有饥饿感，时间长了，以前能吃的食物不能吃了，就像牛奶不能喝了，鸡蛋不能吃了，对花粉过敏，能用的药物也不能用了……大家一定要从意识上、观念上对各种西药提高警惕。你如果是一个经常用药的人，需要补充一些益生菌或者酵素，来减少药物的毒副作用或耐药性产生的二次伤害。

人体内除了有益菌和有害菌，还有一种有活性的酶。酶是一种可以增加体内化学反应的特殊物质，目前已经得到确认的活性酶有四千多种，实际上可能存在上百万种。

我相信学过初中生物的人都应该知道，消化脂肪的叫脂肪酶，消化蛋白的叫蛋白酶，消化糖类的叫淀粉酶；每一种食物的消化都需要酶的参与。

人体内的酶，按功能可以分为两种：帮助消化的叫消化酶，帮助排出的叫代谢酶。一旦缺少酶，人的身体就会出现连锁反应，生各种各样的病。

当你因为感冒、发烧、咳嗽、拉肚子，就给孩子滥用抗生素的时候，你一定要谨慎，可能五年、十年以后，你的孩子，也可能是你的孩子的孩子，会因为你滥用抗生素，体内的酶减少，引发各种疾病，所以大家一定要从意识上、观念上对各种抗生素提高警惕。你如果是一个经常用药的人，需要补充一些益生菌或者酵素，来减少药物的毒副作用或耐药性对身体产生的二次伤害。

其他一些酶能够分解食物中的营养，以便于身体更好地吸收利用。食物与酶的作用叫发酵，没有酶的作用，食物就会发霉，生活中醋与酒就是粮食与不同的酶作用产生的结果，而且，醋与酒存放的时间越长，浓度会越高，价值也越大。如果没有酶的作用，粮食就会发霉，变成有毒的食物。

当滥用抗生素的时候，人体内的活性酶，会被抗生素杀死。

现在经常有人说他喝凉水都会长肉，吃一点就会饱；还有一些人

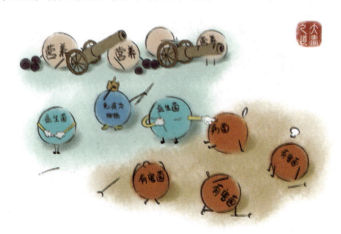

营养支持免疫力，免疫力杀死病菌

没有饥饿感,时间长了,以前能吃的食物都不能吃了,牛奶不能喝了,鸡蛋不能吃了,以前能用的药物现在也不管用了等等。

很多时候,我们经常听医生讲,对鸡蛋过敏是因为体内缺少某种蛋白酶;对海鲜过敏是因为缺少某种蛋白酶……过敏其实就是人体缺少某种酶以后,食物不能被消化吸收导致的。

为什么现在对某种东西过敏的人越来越多,甚至连对空气、阳光、身边的衣物都开始过敏?其实过敏现象这么严重,跟滥用抗生素有一定的关系。母亲滥用了,生下来的孩子,会因为缺少某种酶而导致一出生就成为过敏宝宝,有些孩子吃母亲的奶水都会过敏。

为什么过敏很难根治呢?因为医生很多时候并没有给病人补充身体缺失的活性酶,只是让他少碰会导致过敏的东西,这样只会让病情加重,因为酶没有补回来,身体对食物的消化、吸收、利用还存在问题。

找出了过敏的原因,我们就能用"因中找因"的办法,告诉大家人体为什么会缺少酶。

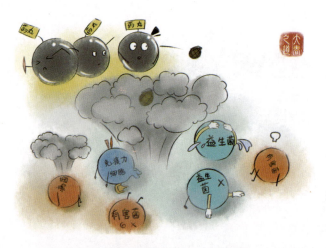

药物杀死病菌的副作用是把益生菌与免疫力一起杀死

滥用抗生素，破坏了身体的酸碱平衡，也破坏了酶的活性。

还有一种更常见的，脏腑温度下降也会破坏酶的活性。比如说，打了点滴、吃了冷饮之后，肠胃的温度会下降，酶的活性也会下降。这就和你要做发酵的馒头，往面粉里加了酵母，不能把发酵的面缸放在冰地上，必须放在有一定温度的热炕上或者加温，它才能发酵是一个道理。一个人吃了肉，再喝冰的水或饮料，就会导致消化不良，短时间是消化不良，长此以往，这些没有消化掉的东西就会变成肠道里的垃圾和毒素。

所以我经常听到很多做健康行业的人，他们说用益生菌、酵素或者用排毒的办法，调好了很多医生所谓的世界疑难杂症——过敏，其实很多人不明白这到底是为什么，因为一旦查出来过敏，医生明明告诉你，是因为缺少某种蛋白酶，缺少这种酶，你就会对鸡蛋过敏，对海鲜过敏，对牛奶过敏，结果医生让你不要吃鸡蛋，不要喝牛奶，不要碰海鲜，过敏竟然用躲的方式，就相当于，柴火点不着，是因为缺少一个打火机，食物相当于柴火，酶相当于打火机，因为没有打火机，柴火不能被利用，反而成为垃圾，然后医生告诉你，以后不要再捡柴火了。

那问题就出现了，你以后不能取暖，不能做饭，不能烧开水，同样的道理，你因为缺少某种蛋白酶，对鸡蛋、海鲜、肉类过敏，这不是食物导致的，可是你听医生的话，开始不吃了，是可以让过敏不再犯，但你相对应会因为身体缺少蛋白的参与，造血能力下降，因为缺少血红蛋白；皮肤开始松弛，因为缺少胶原蛋白；免疫力下降，因为缺少免疫蛋白，这些都是由蛋白参与合成的。所以不是不碰会过敏的食物，而是补充相应的酶，同样，不是停止捡柴火，而是买个打火机，道理就这么简单，过敏治不好的原因也就这么简单。这也是过敏这个疾病变得这么普遍的原因，我们却错误地认为是因为环境污染，再好的环境都有得病的，再恶劣的环境都有能生存的，我们只有调整好内环境才能适应所有恶劣的外环境，更不会有所谓的水土不服，很多人一换地方就肠胃不舒服，是因为你的身体缺少消化食物、排出毒素的更多的酶。一个健康的身体，可以吃遍天下美食，只不过要有个度。

很多排毒产品能调好过敏，像酵素、益生菌，它们本身能帮助身体增加有益菌、活性酶，就是这个原理。

现代人有两个不好的生活习惯，会造成酶的缺少，就是不运动和生气。人体70%的免疫力细胞和有益菌都在我们的肠道里，如果肠道干净，身体就会健康。现在死亡率最高的七大癌症中，消化系统癌症占了五种，这是因为现在的饮食习惯和用药习惯恰恰最伤害肠道。

肠道有两大功能，一个是吸收营养，一个是排出毒素。肠道的菌群一旦失衡，食物就不能得到有效的分解，就会在肠道内发霉、变质，营养就没法吸收。大肠每天都在吸收各种毒素，这些毒素会随着我们的绒毛组织，参与人体的血液循环，把垃圾带到每一个器官里，导致很多人会偏头痛、长斑、记忆力下降、眼睛模糊、乳腺增生，甚至带来各种妇科病、皮肤病，最严重的是癌症。

消化系统癌症患者的死亡率在所有癌症中占首位，这值得引起重视。想要对抗各种疾病，我们应该提高身体的免疫力，增加肠道的排毒能力，保持体内的菌群平衡，这是我们未来需要努力的一个方向，这和健康养生息息相关。我们即使没有各种疾病，保持肠道干净，也能提高消化能力、排毒能力，增加体内有益菌的数量，那未来的健康长寿，一定掌握在我们自己手上。

可是现代人的很多工作性质，就是久坐不运动。当我们不运动的时候，肠蠕动就会变差，你如果不相信，可以吃饱后不运动试试看。

还有，我们的情绪也会影响到我们肠道的消化能力。我可以举一个例子，当快要吃饭时，因为生气了，你就会没有食欲，可能连饭都不太想吃；或者吃得很饱时，结果突然生气了，你会发现吃饱饭生气，人会闹肚子或消化系统会出现问题。所以，生气对我们的消化系统也有很大的伤害，尤其是那些工作压力大、生活不规律、情绪不稳定的人。

现在，我们很多人都爱吃凉，爱吹空调，习惯了打点滴，习惯了吃各种减肥药，又久坐不爱运动……这些不健康的生活方式，以及情绪经常不稳定，会发生连锁反应，影响食物的消化、排出，降低酶的活性，导致人体免疫力下降、毒素增加，怪病和疾病就自然找上门来了。

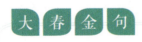

孩子培养好习惯是为了他的未来；家长改变坏习惯是为了孩子的未来。

悟：这是有责任心的人才能看懂的一句话。"三岁见大，七岁见老"，孩子从小养成的习惯会跟他一辈子。

好习惯，能防病；坏习惯，要你命。

读者见证

读者:Horace

读完大春老师的这节内容,我学到最重要的知识就是关于治病和调理之间的区别。

我妻子在怀孕时,因为一些小病,就去药店买一些药剂师推荐的药品,结果小孩子现在的免疫力比较低下。所以,健康时要注意用营养调理身体,生小病不能乱吃药,要用科学的方法,有针对性地循序渐进地调理身体。调理身体比吃药更科学、更安全。感谢张老师的分享!

读者:美心

当我读完大春老师的这节内容后,联想到曾经给孩子看病的过程,家人爱喝冷饮的生活习惯,夏天离不开空调,顿顿要有肉,晚上拿起手机就忘了睡觉的时间,我不能不说大春老师的话警醒了我,让我再次反思我的生活习惯是不是有某些不对的地方,因此我要更加努力地改正我和家人的生活习惯。我曾经讲过:因果当下报是小病,因果未来报是大病。

寄读者:学习了本节内容之后,你们有什么样的感悟呢?不妨拿起笔来,把你们的感想和心得记录下来。如果你们对本节内容还有什么疑问,请拿出你们的手机,动手指扫左边的二维码进行关注,让我们在线上进一步地深入学习和探讨。

13

没有治百病的药，但有调百病的方法（下）

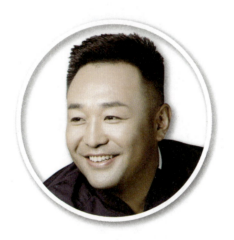

HEALTHY CONCEPT

TREATMENT

健康观念——治疗

> **大春心语**
>
> 病毒是活的,那免疫力也是活的,可是药物是死的,那就会出现一个现象,我们拿死的药物——化学合成的药物,来对付活的病毒,病毒一旦认准我们的药,就会产生耐药性。

我们这节的重点是接着上一节的内容,也就是病毒是活的还是死的话题,就这个话题,我们再探讨一个问题,为我们解开调百病的秘密。

病毒是活的,免疫力也是活的,可是药物是死的,这就会出现一个现象,我们拿死的药物——化学合成的药物,来对付活的病毒,病毒一旦认准我们的药,就会产生耐药性、抗药性。

简单归类一下,也就是说,我们的身体里有两样东西,一个叫免疫力,一个叫病毒,它们一直在打架,结果就可以告诉我们所有疾病和奇迹般的恢复到底是怎么形成的。

如果病毒打赢免疫力,人就会感染、生病、死亡,只不过这个病毒有可能是肠道的，有可能是肝脏的，有可能是血液的。不同的病毒在不同的地方，一旦打赢我们身体的免疫力，它就会形成感染，出现炎症，有可能是妇科炎症，也可能是肠炎，也可能是肺炎。

反之，免疫力打赢病毒，人就会恢复健康，产生抗体。明白了这个道理，就让我们假设一下，如果病毒和免疫力打架，免疫力是我们的部队，病毒是敌人，我想问大家两个问题，第一个问题，你希望谁打赢？答案肯定统一，希望免疫力打赢。第二个问题，你要去帮谁？同样你可能会不假思索地告诉我，你要帮免疫力。

但事实却让我们很无奈，很多人口是心非，其实一直在帮病毒打击免疫力。你如果不相信，只要想一想下面这个现象，你就会发现自己干了一件多么不可思议的傻事。

当我们生病了以后，我们常常会做两件事：打针，吃药。吃药会让免疫力下降，让病毒升级，我们明明是希望免疫力打赢的，可是竟然一直在帮倒忙，帮助病毒对药物产生耐药性，变得越来越厉害，却让免疫力越来越差，这种人，称之为"叛徒"也不为过。

还有人说，医生说我这个病是世界疑难杂症，不吃药治不好；更

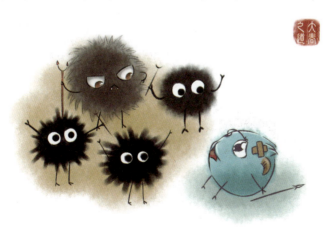

病毒打赢免疫力叫生病

有人说，我的疾病反反复复，不能去根，不能不吃药……这些理由看似正常，但在我看来，却是不正常的，因为是病人在把自己推入一个恶性循环中：吃药导致免疫力下降，内分泌紊乱，然后疾病加重，引起其他疾病，病人开始加大药量，甚至换更厉害的药，然后一种病变成多种病，一种药变成多种药。

每个人都很清楚，药越贵，越厉害，药的种类越多，那副作用就越大，我们身体的免疫力就越差，疾病就越重，最后慢性病变成急性病，医生把它说成并发症，那为什么并发症的"并"，是一并的"并"，而不是生病的"病"？很多人错误地认为，这是由疾病引起的病，其实这是因为药物的副作用一并出现，一起来要你的命……

身体的难受，每天都在折磨你，就像恶魔每天都在提醒你：该吃药了。你会很自然地说：生病了，不吃药怎么办？吃了药以后，就不难受了，你又开始骗自己说，还是西药快，然后做好一辈子吃药、一辈子治不好的准备。你觉得可笑吗？我不觉得可笑，我只觉得可悲。

我们前面提到，只要免疫力打赢，就会产生抗体，也就意味着

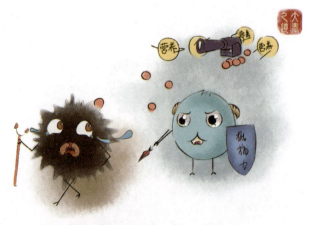

免疫力打赢病毒叫恢复，产生抗体
营养不治病，但能提高免疫力，免疫力让身体恢复

提高了免疫力，其实西医早就发现这个秘密，而且在利用这个秘密，那是什么呢？这就是每个人所知道的疫苗。疫苗实际上是由各类病原微生物制作的，比如说流感的疫苗，就是灭活的流感病毒；乙肝疫苗，就是提纯的乙肝表面抗原。

这也是为什么感冒的孩子不能打疫苗，就是因为我们感冒的时候，免疫力正在跟感冒的病毒打架，如果我们再打疫苗，就等于有两个坏人同时欺负免疫力，就很容易打败免疫力。

大家可能会觉得西医很聪明，但是大家有没有想过，西医发明疫苗也不过六七十年的历史，而我们中国的老祖宗五千年前就已经明白这个道理。

你不要不相信，有两句话，你肯定听过，第一句叫"不干不净，吃了没病"，还有一句，叫作"小病不得，容易得大病"。我们的身体一旦产生抗体，就可以预防一些大病，这也是为什么医生告诉我们，一个正常人一年感冒2至4次是正常的，因为这种感冒，就是我们的身体给自己打疫苗、提高免疫力、预防大病的过程。

希望大家明白，我们人是一个很精密又神奇的物种，是智能的，比我们人造的所有东西都要智能，它本身就有防御系统，本身就能提高免疫力，我们一定要去支持它，而不要去破坏它。

打疫苗也有三个痛。第一，一种疫苗只能预防一种疾病。现在全世界有上万种疾病，我们不可能打上万种疫苗，而且大多数疾病是没有疫苗的。

第二，病毒一旦升级，疫苗就遭淘汰。很多孩子开学以后，学校通知又得重新打疫苗，原因就在这里。

第三，打疫苗还有风险。什么风险？免疫力差的人，打完疫苗很容易被感染。

这三个痛是永远解决不掉的。前面讲到用药的三个痛：一是药物降低免疫力，怪病将会越来越多。二是病毒产生耐药性后会升级，大病将会越来越多。三是耐药性产生以后，药物失效被淘汰，小病会无药可治，甚至会死人。这和本节讲的打疫苗的三个痛，其实用同一个方法就可以解决，是什么方法呢？

前面说过，我们的身体里有两样东西，一个是活的免疫力，一个是活的病毒，医生把注意力都放在了病毒身上，那还剩下什么呢？对，是免疫力。

我们所有人，包括医生和从事健康行业的人，应该把病人的注意力放在提高免疫力上，这是方向的问题。很多人一提到健康，就会讨论专业是否对口，是不是专家，检查是否是高科技，是否有临床数据，这都是方法，我能理解，因为研究病毒，必须很谨慎，讲科学。

但是研究免疫力则不同，心态可以提高免疫力，运动可以提高免疫力，营养均衡、排毒都可以提高免疫力，这就是为什么世界卫生组织认为健康的四大基石是良好的心态、适量的运动、充足的睡眠、均衡的营养。

我们应该感到庆幸，从小到大，从生到死，我们身体里都有一个能救我们命，更能治病的万能钥匙，所以我们不应该害怕任何疾病，也不应该害怕细菌、病毒，我们应该害怕什么？害怕那些破坏免疫力的行为、降低免疫力的生活方式。

大家有没有发现，手上有提高免疫力产品的人，不管顾客有什么病，他都给配这一款产品，过敏用这款产品，得了妇科病也用这款产品，皮肤病也用这款产品，好像所有的病用的是同一款产品。

所以医生怀疑他，说世界上哪有治百病的药；老百姓更是不相信,说他就像卖狗皮膏药、卖神药的一样,什么病都用这一款产品,但让很多人纳闷的是,这个产品有的时候真的莫名其妙就会把各种疾病都调好,甚至把顾客没告诉他的病都调好了。

这个世界上确实没有治百病的药,但是有调百病的方法,这个方法就叫作提高免疫力。

有一点大家一定要相信:药物再神奇,医生的医术再高,如果病人的免疫力不高,一切治疗都是白费。

现在,我想大家应该很明白了,我们每一个人为了"小病能扛,大病能防",应该把注意力放在提高和修复免疫力系统上,应该去管住那些破坏免疫力的错误行为,如熬夜、吃肉喝酒无度、生气、滥用各种药物等,这些都会降低我们的免疫力。

我们要把预防回归到生活中去,就像我经常所说的,真正的健康是在生活中,每一个人只有自己才能照顾好自己和家人的健康。所以,健康是在生活里,而不是在医院里。

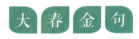

只有懂健康的人才有资格拥有幸福,赢得一个迟到的健康,转折点就在观念"治疗"。

悟:每个人都想幸福,但是幸福的第一要素是健康,大家认可吗?

每个产品出厂都有说明书,可是人是世界上最精密的仪器,我们出生时,因为没有说明书,我们每个人就随心所欲使用。

你什么时候开始离健康越来越近?是你开始学会与身体对话、读懂身体语言时,而不是用药物把身体给你的信号当麻烦控制,不然你将一辈子用药物与身体对抗。

读者见证

读者：观念

我小阿姨有妇科生理性囊肿，以前来例假，囊肿就发作，然后就打吊瓶，很多年一直如此。就这样每个月都打点滴，平常更是抗生素不断。好不容易四十多岁生了宝宝，宝宝也体质差，三天两头感冒，一感冒就是肺炎，动不动就住院好多天。宝宝现在快5岁了，感觉一直是在医院度过的。钱花了不说，孩子的体质也越来越差，我一直在改变她的思想，让她少给孩子用药，现在她也知道孩子生病以后去做做推拿什么的，知道不能再去随便打针了。

读者：张栎

世界上再难的病，你都可以自己调好。读到张老师的这句话，我的心里激动万分，也有所触动，因为我就是一个真实的案例。作为90后，我从13岁就检查出甲状腺功能减退，就是甲减，吃了近十年药，期间反反复复，不但体重超标，怎么减都减不下来，连例假也出了很多问题，有时几个月来一次，而且想来就来。读了老师的书，我很认真地调理了一下身体，没吃任何药，就偶尔采取传统疗法，结果不但瘦下来了，例假也恢复正常了，免疫力也大大增强。最重要的是，连续一年复查，我的甲状腺处于非常正常的状态，我想说这就是老师说的，你自己可以调好所有疾病。感谢老师！

寄读者：学习了本节内容之后，你们有什么样的感悟呢？不妨拿起笔来，把你们的感想和心得记录下来。如果你们对本节内容还有什么疑问，请拿出你们的手机，动动手指扫左边的二维码进行关注，让我们在线上进一步地深入学习和探讨。

14

三岁见大,七岁见老

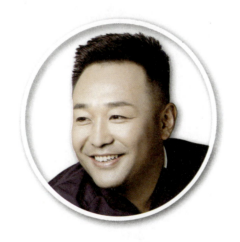

HEALTHY
CONCEPT

TREATMENT

健康观念——治疗

HEALTHY CONCEPT TREATMENT

> **大春心语**
>
> 在生活中,经常看到很多孩子性格倔强,坏习惯难改,家长无奈,却说孩子还小,等长大了他就懂事了,习惯就能改正过来了,真的是这样的吗?这是一个很"可怕"的观念,读完这节内容你就知道,我为什么用"可怕"这两个字来表达这个观点。

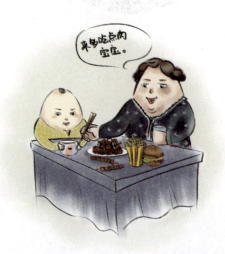

在生活中,经常看到很多孩子性格倔强,坏习惯难改,家长很无奈,却又觉得孩子还小,等长大了,他懂事了,习惯就能改正过来了。真的

是这样的吗？这是一个很"可怕"的观念，读完这节内容你就知道，我为什么用"可怕"这两个字来表达这个观点。

同样在生活中，很多人得了病，医生会跟他们讲：回去以后要改变生活习惯，不然会出现复发、转移。家属也会劝他们纠正某种习惯，可他们总说：我都习惯了，这个不让吃，那个不让喝，人活得还有什么意思？好习惯有人教，有人监督，都很难坚持；坏习惯没人教，你都会，都能坚持一辈子，这是为什么？原因就是大家耳熟能详的"三岁见大，七岁见老"。

在跟孕妇和老年人的接触中，我对"三岁见大，七岁见老"有了更深的体会，也越觉得后怕，越感到自己有一份责任，应该为我们下一代孩子的健康做点什么。

我发现94%的孩子虽然没有残疾，但是大多数孩子出生以后会有多动症、个子长不高、体弱多病、爱哭爱闹、偏食挑食、胎记、疝气、湿疹、黄疸等这样或那样的一些小病、小问题。

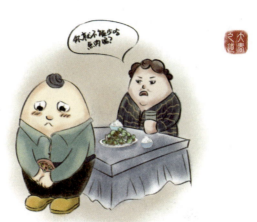

父母改变习惯，是为了孩子的未来

而且我发现，针对这些小病和小问题，没有一个家长和医生用预防的方式做干预，更没有预防的观念，反而有很多家长，因为多动症打骂孩子，因为偏食挑食批评孩子，因为孩子的这些小病，从小就给孩子打针、吃药，导致孩子免疫力被破坏，引起其他疾病，他们却没有意识到，这是他们自己的身体问题，以及不良的生活习惯造成的结果。

母亲身体的免疫力和营养直接影响孩子的健康，母亲免疫力低下，生下来的孩子就体弱多病；母亲气血不足，生下来的孩子就长不高；母亲爱吃冷饮，生下来的孩子就容易得湿疹、荨麻疹；母亲滥用抗生素，导致自己肠道菌群失衡，活性的酶减少，生下来的孩子就容易发生消化不良或过敏。

父母不懂健康，会给下一代造成无法挽回的伤害。值得高兴的是国家也意识到，健康应该以预防为主，所以国家医疗体制改革把"健康预防"当成重点，但是很多人还错误地认为，健康预防是早体检、早发现、早治疗，其实这已经来不及了。我认为健康预防，应该从国民的健康观念教育开始，从每一个孕妇的健康抓起，从培养孩子的生活习惯做起。

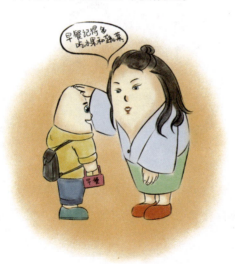

在这里我送大家一句话：健康是你年轻时善待身体，而老了以后身体送给你的礼物。所以越早保养越好。

我前面几节也讲过，为什么心脑血管疾病的得病年龄，从六七十岁变成现在的三四十岁。这是因为我们不良的生活习惯已经年轻化，爷爷奶奶是从五十多岁过上富裕生活，才吃饱饭的，我们父母是从三十多岁才过上富裕生活的，我们是从十多岁过上富裕生活的，我们的下一代，从一岁或者是在母亲的肚子里的时候，就开始过上富裕生活了。因为现在的孕妇，开始有了妊娠期高血压、糖尿病等富贵病，就等于孩子还在肚子里的时候，就通过母亲的脐带，在吸收高脂肪、高糖分的营养，这些疾病年轻化了，这与观念、习惯息息相关。

孕妇没有健康意识，自己的身体都没有调理好，问题都没有解决掉，就稀里糊涂地怀孕，然后认认真真地养孩子，却又没有培养孩子健康习惯的意识，你觉得可以吗？老年人呢？他们的健康意识，都是被疾病逼出来的，所以他们唯一能想到的是：不去医院，去哪里？不吃药，吃什么？而且得了病以后，只会固执地吃药，几十年的习惯，更难改。你问医生，如果坏习惯不改，哪个疾病能恢复？所有的疾病，都会反复，"只能一辈子吃药，治不好"将成为所谓的世界疑难杂症，因为药物替代不了错误的生活习惯。

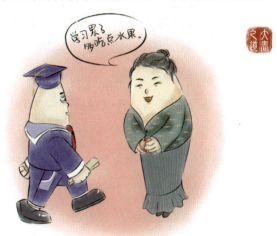

孩子改变习惯，是为了自己的未来

（三岁见大，七岁见老）

我希望大家一定要明白：健康等于什么？健康=好习惯+时间。疾病等于什么？疾病=坏习惯+时间。

我问你，西北人的主食是什么？是面。南方人的主食是什么？是米。这个常识大家都认可，但这里有一个误区。把一个西北的小孩，2岁、3岁、5岁、7岁的小孩，带到南方生活一两年，你问他喜欢吃什么，他开始吃米饭了，可是让西北的小伙子，二三十岁的小伙子在南方你过上十年、二十年，他可能还是会说：唉呀，在南方待不习惯，想吃点家乡的面。可能就为了吃那口面，说在外地待不下去，饮食不习惯，他就回家了。

你们发现没有，小孩子出去，一年就把习惯改掉，成年人出去，一辈子都改不掉。这就叫"三岁见大，七岁见老"，七岁之前在哪里生活，饮食习惯、思维性格、脾气，会跟你一辈子，你到70岁，还在想家乡的味道。

从医学上来看，一个人从小在哪里长大，他就会习惯、喜欢哪里的味道，他肠道的菌群就更容易消化他经常吃的那些食物，真的是"一方水土养一方人"。你的长相，你的疾病，你的漂亮，你的长寿，都是你自己一口一口吃出来的。

你到医院的血液科去看看，现在得白血病的孩子3岁、5岁、10岁偏多，百分之七八十都是小孩，你要问问那个大夫，为什么现在白血病的孩子偏多，医生会直接告诉你：因为这些孩子不喝白开水，全喝饮料。

要问喝白开水和喝饮料，哪个造血？当然是白开水。饮料喝多了，就会得一种病，叫障碍性贫血，也就是营养送不过去，血出不来，严重了就是白血病。

还有一种现象，没生病之前给孩子喝饮料，一个一个买；生病以后为了哄孩子开心，挂着吊瓶，一排一排买，你说可笑不可笑？家长都没意识到孩子生病就是因为喝饮料，这就叫无知的爱就是一种伤害。

我们的习惯，都没有被正确地教育过，每一个家长都拿着自己的习惯来指导和教育孩子，管他对与错，只要和你的习惯一样，就认为是对的，和你的习惯不一样，就认为是错的，这是一种很可怕的现象。

好习惯救你一命，坏习惯要你的命。在孩子小的时候，就要培养他良好的生活习惯，这既是为了让孩子健康成长，也是为了让家长生活更轻松。

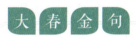

用方法解决问题没完没了，用方向解决问题一招致命。

悟：让健康从业者变得伟大起来。

如果你有以下困惑，就会导致复制难，做得慢。

如果你做健康行业，要学很多不同的能力，开发市场、邀约、跟进、下危机、解答疑义、演讲、产品、服务、转介绍等，并且不是每个人都能学会，还要不停换方法，复制下去还会受打击，那说明这是用方法解决问题。有没有听说过用一种方向就可以解决所有问题，而且可以用一辈子，不用换方法就可以服务所有人，没有抗拒还可以复制给所有人，不讲产品，就可以成交？

读者见证

读者：新禅哥

读完张老师的本节内容，我明白了"三岁见大，七岁见老"这句古话传承给我们的真正含义。如果没有从小培养好孩子喝水、吃饭、睡觉、理财、与人交往等方面的习惯，孩子就算考试都得满分，最后依然可能会出现不好的恶果，正如老话说的，这就是"自食其果"。所以，培养孩子良好的习惯是头等大事，而非天天抓考试成绩。

明白了"三岁见大，七岁见老"的意思，回想起来就是一种后怕。我们应该铭记张老师最后的忠告：孩子培养好习惯是为了他的未来，成人改变坏习惯是为了孩子的未来。

读者：梦回童年

以前我在怀孕时每天必须吃冰棍，虽然是冬天还要吃冻梨，结果孩子出生后总是爱哭，老人说孩子寒凉。自己也不知道是咋回事，到现在孩子身体虚胖，减肥也很困难。再就是孩子从小就不爱自己收拾东西，玩具、文具都由我们来帮助整理，到现在已经大学毕业了，仍然不爱自己整理东西。读了张老师的书，我才恍然大悟。"三岁见大，七岁见老"，好习惯要从准妈妈怀孕时就开始养成。明白了这些道理，将来我在教育孙子时就不会犯错，会注意从小让他养成各种良好的习惯，也会让我儿子认真读张老师的书，让他也明白这个道理，先改掉自身的坏习惯。

寄读者：学习了本节内容之后，你们有什么样的感悟呢？不妨拿起笔来，把你们的感想和心得记录下来。如果你们对本节内容还有什么疑问，请拿出你们的手机，动动手指扫左边的二维码进行关注，让我们在线上进一步地深入学习和探讨。

15

为什么治疗疑难杂症的全是中医

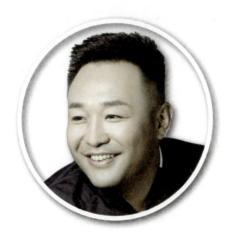

HEALTHY
CONCEPT

TREATMENT

健康观念 治疗

HEALTHY CONCEPT TREATMENT

> **大春心语**
>
> 我问过很多学中医和学西医的人、得病和健康的人，全世界治疗疑难杂症的是中医还是西医，结果大家不假思索，脱口而出统一的答案是：中医。
>
> 为什么中医能防病、治未病、调理病，又能治疑难杂症，这节内容告诉你答案。

我问过很多学中医和西医的人、得病的和健康的人，全世界治疗疑难杂症的是中医还是西医，结果大家不假思索，脱口而出：是中医。

如果我们能弄明白为什么治疗疑难杂症的是中医这个问题，不就可以解决很多世界疑难杂症吗？但是阻挡在我们面前的一个困惑却是：中医和西医相比，西医有临床、有数据，中医是没有临床、没有数据的。是不是感觉不科学？那中医又怎么来解决世界疑难杂症呢？是不是看似很矛盾？但我发现这里面有智慧，这是整体观和局部观的区别，其实没有数据，也是可以解决疑难杂症的。

　　为什么中医既能防病又能治未病，还能调理病，又能治疑难杂症，这个秘密到底在哪里？接下来我用一个例子给大家解读一下。

　　大家有没有发现，西医分科，中医不分科，那两者之间有什么样的区别呢？比如说你们家里的灯泡，现在出了问题，不亮了，有点常识的人都知道，灯泡不亮有可能是因为灯丝断了，有可能是因为线路接触不好，有可能是因为开关坏了，也有可能是因为保险丝断了，还有一种情况是因为变压器烧坏了。

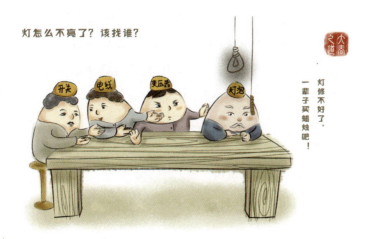

分科"治疗"，灯坏了只能找灯泡专家。其他专家说：不属于我们管

　　我们把从灯泡到变压器，叫作整个系统，这就和医生把人体分成九大系统是一个道理。我们虽然人为地把它称为系统，但是我们不能独立地去研究它，就像线路坏了，除了影响灯泡，还会影响所有的电器。我们人体不就像一个能自动发电的小家庭吗？血管和血液组成了线路和电源，它们连接着所有的器官，器官就像小家庭里的每一个电器。

　　例如，贫血就类似于电压低、灯泡不够亮、发动机不稳定、空调不能正常启动等症状。同理，所有患有贫血的人，因为血量少，给每一个器官供的血量不足，就会导致记忆力下降、心率过缓、有气无力、消化不良等症状。

说到这里，我真的不敢想象，如果我们单独去研究某一种疾病，如心率不齐或消化不良，我们可能会说，这是"原因复杂，病因不清"所导致的。这就相当于灯泡不够亮、发动机不稳定时，我们却专业地去研究灯泡和发动机，而没有去检查过线路、保险丝、电压等症状，我们也只能说"原因复杂，情况不明"，这些查不出的原因，因此称之为疑难杂症。

讲到这里，也就不难解读临床数据到底讲的是什么，其实就是把每个电器具体的数据拿出来，与说明书做对比，看看有没有问题。你给我这些数据，并不代表你能告诉我问题出在哪里，那什么叫世界疑难杂症？就是电器的问题可能在保险丝，但是因为分科，你到处找专家修电器，结果就是没找着，就像很多身体不舒服的人，跑了很多医院，花了不少体检费，结果却是指标正常，这中间的原因出在哪里，你应该懂了。

因为我们按照分科，把灯泡分给一个人管，线路分给一个人

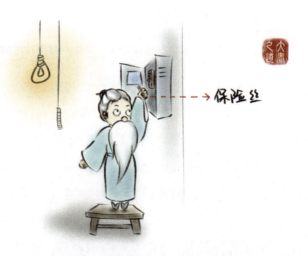

不分科调理，才发现灯不亮是保险丝的问题

管，还有开关、保险丝、变压器，都各分给一个人管，突然这个时候，灯泡不亮了，要去解决这个问题，我们去问管线路的、管开关的、管保险的，他们会异口同声地告诉我们，灯泡不亮，去找灯泡科，那个科不属于我管，让我们去找研究灯泡的专家，他们只管自己那个科，已经成为专家。所以什么叫专家？专家就研究局部，很专业，所以叫专家。

我找到了专业管灯泡的人，他说他有两种办法，一种办法是修，一种办法是代替。结果修是修不好了，因为他的手上没有灯泡的原材料，于是对他来说，修灯泡就变成了一个疑难杂症。

修东西必须要用原材料，这是一个我们都懂的常识，就像宝马车坏了，不能用奔驰车的配件；庄稼缺营养了，不能用农药来浇灌。那这么简单的常识，在人身上管不管用呢？人的原材料我们都知道是营养，那我们生病以后，免疫力的恢复、伤口的恢复、气血的恢复，肯定要用我们的原材料——营养来修复，这就是老祖宗说的"三分治，七分养"的智慧，营养管七分，是健康的大头。

我们生病以后却只会吃药，尽管没有人身体的原材料，只有药物的成分，可是老百姓经常说：生病了，不吃药吃什么？他住院之前，跟身边做健康行业的人说，等我出院了，再吃你的保健品，结果出院了以后，却说药都治不好的病，吃保健品还有什么用？他却没想过，这个病就有可能是因为缺少某种营养，导致免疫力下降或不能修复才引起的，结果长期用药，导致菌群失衡、免疫系统紊乱，病越来越重，这个时候，他哪有时间思考人的原材料是药还是营养？营养和免疫力到底是什么关系？就好比坏了的灯泡，专家说修不好了，但为了照明，又提供了一种代替的办法，就是点蜡烛，一辈子点蜡烛，不能停。因为专家都说这是个疑难杂症，除了点蜡烛已经没有别的办法了，我又怎么会怀疑呢？

可药吃多了，即使某项指标正常了，还是会出问题的，不是胃不舒服了，就是睡眠不好了，例假紊乱了。这种不舒服的症状，将会越来越多，把人真正变成一个"常受的人"，"常受的人"指的是经常难受的人。

可这个"常受"的问题，在一个不分科的普通中医那里可能就是一个小问题。就像那个不亮的灯泡，找一个没有专业背景、很普通的电工，给做一个整体检查，从灯泡到线路，到开关，到保险丝，到变压器，最后可能会发现这个问题其实很简单，简单到问题就出在保险丝上。

结果我半信半疑，因为看遍了所有的医院，问遍了所有的专家，这十年我筋疲力尽，只是抱着试一试的态度采用换保险丝的方式，没想到奇迹却产生了，我突然发现，不但这个房子里的灯泡亮了，而且其他的电器也变正常了。

就像很多胖人，当用三个月的时间减肥十斤到三十斤，会奇迹般地发现，除了十几年的高血压恢复正常，头也不痛了，心绞痛也没了，脂肪肝也好了，难道这跟换保险丝不是同一个道理吗？这就是我前面讲的整体观和局部观，这更是中医不分科，把人当整体的智慧，西医分科，找不到病因的原因。讲到这里，我想已经解释清楚了，为什么全世界治疑难杂症的全是中医。

例如，患肥胖型高血压，从局部看，是因为血管狭窄；从整体看，是因为全身血液垃圾太多，所以排毒减肥就可解决；还有小孩子感冒发烧，从局部看是在发烧，从整体看有可能是因为营养不良，免疫力低下，所以应该在孩子生病之前补充营养、提高免疫力，而不是等发烧了以后一味地退烧。

我们身体外部的每一个信号，不是给我们找麻烦，可能是内部的脏器给我们发出的求救信号，我把它称为身体的语言。如果你听不懂身体的语言，在只有症状的时候，你会忽视；到了发病的时候，有可能查不出原因，成为世界疑难杂症；最后查出来了，却已经成为到晚期的大病。

不要给自己留下无知的遗憾，最后我想送大家一句话：人是一个整体，要用整体观去看待疾病，读懂身体的语言。这里的整体甚至要把你的心态、生活习惯、性格、脾气、适应社会的能力，都包括在里面。所以真正的健康是身、心、灵健康，只有全方位的健康，才能真正地预防大病，健康全家人。请记住，只有懂得健康的人，才有资格拥有幸福。

西医分科，有它科学研究的意义；中医不分科，有它简单的智慧。同样的道理，没有一种科学会独立存在，我们只有把中西医结合，才是对待健康、热爱生命、尊重科学的整体观。在这里，让我们一起开启一扇健康生活化、生活健康化的大门。

大春金句

为什么很多疾病被定义为原因复杂、病因不清？是因为所有的疾病都不是一种原因引起的，而是多种原因的叠加。

悟：一万这个数字，是单个的一，一万次叠加起来的，人们总是关注大数字，忽略小数字。

同理，一旦你不明白叠加的危险，几个习惯叠加，几年地加，最后一旦得病，你不敢相信，不就是熬夜吗？不就是喝凉水吗？不就是胖了点吗？怎么就会脑梗呢？怎么就会得癌症呢？你不会认为这么小的伤害和这么大的疾病怎么会有关系。你的固执就是这么来的。

读者见证

读者：王兴

我叫王兴，读完这节，我的感触很深。2000年，我因感冒引起面部神经末梢发炎，从此面部痉挛伴随我16年。期间跑遍了深圳、长沙的大小医院，只要听说哪个医生医术好或治疗、调理过类似的病，我就跑去看，钱花了几十万，可症状完全没有好转。直到去年，我闺蜜介绍我去做火疗，结果仅做了几次就好了，后来又清理了血液垃圾，至今脸部没抽搐过。读过大春老师的书，我一下子明白了。其实很简单，我很不爱运动，经络瘀堵是很正常的，火疗通经络后，面部痉挛自然好。

读者：君君

读完这节内容才明白，中医不分科，把人看作一个整体，西医分科，看的是局部。西医是头痛医头，脚疼医脚，不看是什么引起的头疼、脚疼。对此我感触很深。

我上小学五年级时，得了胃病，前前后后将近20年，一直看西医，吃西药，从胃舒平到吗丁啉，再到庆大霉素，后来又改吃耐信，可直到2016年才靠着中草药，提高了免疫力，修复了胃黏膜，才完全康复。回想起来我的胃病治疗历程，不正是张老师所讲的中医看整体，西医治局部吗？胃病也是西医治不好的病，而中医给我调好了。

寄读者：学习了本节内容之后，你们有什么样的感悟呢？不妨拿起笔来，把你们的感想和心得记录下来。如果你们对本节内容还有什么疑问，请拿出你们的手机，动动手指扫左边的二维码进行关注，让我们在线上进一步地深入学习和探讨。

16

疾病与健康的区别（上）

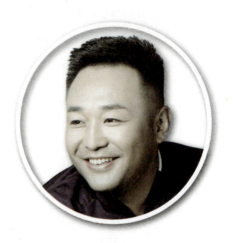

HEALTHY
CONCEPT

TREATMENT

健康观念——治疗

HEALTHY CONCEPT TREATMENT

> **大 春 心 语**
>
> 医院是干什么的?你肯定会说,医院当然是看病的了。那我再问你,老百姓要的是什么?你肯定会说,当然要的是健康。那你会不会简单地认为,病好了就健康了呢?你思考过这个问题的对与错吗?

有两个问题看似简单,却值得深思,甚至无法共存,因为它们可能会误导我们,让我们无法找到健康的大门。

第一个问题是,医院是干什么的?你肯定会说,医院当然是看病的了。那我再问你,老百姓要的是什么?你肯定会说,要的当然是健康。那你会不会简单地认为,病好了就是健康了呢?你思考过这个问题的对与错吗?

请留意,我几乎所有的内容中谈到的中西医的区别,都是指慢性疾病,同样这节所讲的内容,也不包括急性病的抢救。

因为西医很有用,西医的作用是救死扶伤,就是对快要死的人进行抢救。如果是急性病,被西医抢救回来,有可能会恢复健康，而病人身上只不过会留下一个手术疤痕而已，这也是我们应该尊重西医的原因。

但是，各大医院对各种慢性疾病的治疗，比如皮肤病、炎症、高血压、糖尿病、贫血、白血病、股骨头坏死、过敏、肿瘤、心梗、脑梗、静脉炎等，我不想再提这些疾病的名字，如果真让我说哪些是世界疑难杂症，我怕要把所有的疾病都要说一遍，不管是什么病，答案都是出乎意料的一致，几乎都是：这个病治不好，只能一辈子吃药，不能停药。

如果你是病人，会不会觉得很绝望？因为你得病之前，会傻乎乎地认为，只要病好了，人就健康了。

可是真的生病以后，你跑遍了各大医院，所有的医生都跟你说：这个病是世界疑难杂症，一辈子治不好。健康对于慢性病患者来说，变成了一个可望而不可即的梦想。

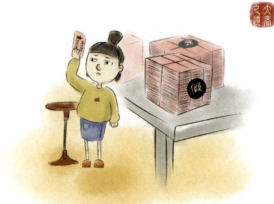

天天数假钱，永远不认识真钱
（研究变化的东西找不到规律）

这也是本节内容的意义，等你读完，你会发现：得到健康，原来如此简单。那疾病和健康到底有什么样的区别呢？为了回答这个问题，我们先来看一个例子。

有一家银行招聘员工，训练三个月以后，再上岗工作。训练方式很简单，就是数钱，他们除了要掌握数钱的技能，还需要掌握区分真钱、假钱的能力。

银行总共招聘了一百个员工,把他们分成两拨,一拨人天天数假钱,三个月的训练,没有见过一张真钱;另外一拨人,三个月天天数真钱,没有见过一张假钱。

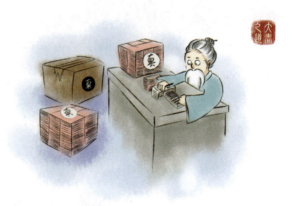

天天数真钱,一眼就能认出假钱
(找到不变的规律,以不变应万变,才能解决问题)

试问,三个月后,数假钱的和数真钱的,谁能分得开假钱?我相信大部分的人都会知道答案,就是数真钱的人会把假钱分开。

因为数真钱的时间长了,你的手就记住了真钱的手感,摸清了真钱上的纹路,并听惯了真钱纸张的清脆声,而数假钱的人,因为假钱的种类太多,纸张质量不一,薄厚不一,印刷的纹路也不一致,所以你没有办法通过长期的训练,固定地记住它的特征。

如果你不相信,可以做一个实验,找一个天天数假钱的人,给他一张真钱,就一张,让他睁着眼睛,他都不敢相信那是真的;而天天数真钱的人,就算你把他的眼睛蒙起来,不是给他一张,而是给他一沓,把假钱插在里头,他数着数着就能摸出来哪个是假的,哪个是真的,这到底说明什么呢?

再举一个例子,如今很多人喜欢收藏古董,有些人天天跟假的古董打交道，即使你把真的古董给他，他也认不出来，他会把真的当假的卖掉。那些天天跟真的古董打交道的人，你给他看，即使假的仿得再真，他也一眼就能看得出来那是假的。我为什么要举这个例子？我想说明什么呢？

在这里，我想把这个道给大家抽离出来。我经常说道，就跟绳子一样，它可以穿任何东西，可以用在任何现象上的，比如可以穿手镯、穿玉米、穿珍珠项链、穿鱼等等，所以我抽离出来的道，是可以用在钱、古董、婚姻、疾病、健康上的，它是通用的。

这个道就是，研究没有变化规律的东西，哪怕成了专家，你也有可能解决不了问题；研究在变化之中找到不变的规律，哪怕不是专家，你也能很容易解决问题。

说回银行数钱的例子，为什么数假钱的睁着眼睛都分不出真假，数真钱的闭着眼睛都知道哪个是真的？

这是因为假钱没有标准，假钱经常会变，变尺寸、变纸张、变颜色、变印刷、变数字。但是如果国家不变更钱的版本，所有的真钱，它的印刷要求肯定是不变的。

古董也是这样，为什么专家能分辨古董的真假呢？

这是因为每个朝代都有它特定的工艺、独特的制作方法和政治文化背景，另外不同的年代也会导致特定的氧化程度：就是因为这些不变的特征，那些古董专家才能分出哪些是真的，哪些是假的。相反，假的古董，出自不同的地方，有不同的标准，那怎么分真假呢？说白了，你只有研究不变的规律，才能分出真假。

为什么很多人说，他不相信婚姻，不敢结婚？是因为他在网上看到的和从身边听到的，都是各种各样婚姻的痛苦、家庭的暴力、感情的骗子，所以他才会说：婚姻是爱情的坟墓，不敢结婚。

可如果他的身边有四五个家庭，他们婚姻幸福，家庭美满，儿女孝顺，夫妻和谐，没有矛盾，逢年过节，全家团聚，每个周末，三代人都会聚餐，每两个月，全家人都会外出旅游，如果他们都是好朋友，此时此刻，他会想什么呢？

我相信，只要是身、心、灵健康的人，一定会憧憬自己幸福的婚姻和家庭，努力把自己变得跟他们一样优秀，因为这些幸福家庭就像镜子一样。如果你身边，有这样事业有成、家庭幸福，或者有优秀人际关系的朋友，一定要珍惜他们，多与他们交流，并向他们学习，他们对你潜移默化的影响，一定会让你赢在人生的转折点上。

我就是因为这些而受益，我的世界观、婚姻观、价值观，都受过身边有事业有成、责任心强、婚姻幸福的人的影响，是他们成为我的榜样，让我走到现在。

现在微信上有一种现象，很多人分不清是非和善恶，他们打着正能量的口号，说是为了让更多的人看到，防止被骗，总发一些网络骗术，我却担心，那些视频被心术不正的人看到，危害更大。因为那些视频，不是在防骗，而是在教那些骗子。

我希望每一个转发微信视频的人能分辨是非，只转发让我们感动、感恩的内容，这才叫正能量，不要转发让我们愤怒、仇恨、变自私的内容。

人因为有七情六欲，所以会比较复杂，但人有一个不变的规律——人性本善，我们想让这个社会越来越和谐、安全幸福，就应该去宣传并传播善的一面，而不是恶的一面。

那讲到这里，也到了给大家找出那根绳子的时候了。你如果掌握了这根绳子，就可以任意使用这根绳子，想穿什么就穿什么，这也意味着你已经掌握了事物的规律，做事很有分寸，不容易犯错了，这就是老祖宗说的：要做事，先做人。

在这个社会中，我们会遇到许多不同的事情，如事业、婚姻、人际关系等。这些事情错综复杂、变化无常，但为何有的人，干几十个行业都能成功，而有的人，干一个行业却十年都不能成功呢？其实，这不是事情本身的问题，更不是能否坚持的问题，而是做人的问题。

人，因为梦想而伟大，因为梦想才能有美好的感觉。那这个让你实现梦想、走向成功的道是什么呢？成功一定是有方法的，这个方法就是道，就是上面说的找到不变的规律，它不仅可以帮助人，也可以复制，这也是使你成功的秘密。

大春金句

西医快是控制得快（踩刹车就是控制），而老百姓需要的是恢复快（踩油门就是恢复）。

悟：食物种类再多，功能也不过填饱肚子，给身体的营养药物种类再多，功能也不过控制指标，让病不要加重，可是病人要恢复健康，你敢对医生说，给我开一个恢复的药吗？

恢复免疫，

恢复气血，

恢复血管通畅，

恢复肠道菌群，

恢复良好生活习惯，

恢复身体自修复能力，

营养与药物你选择哪个？

智慧与学历无关，与思考方式有关。

读者见证

读者:高凤霞

宇宙的变化是有规律的,自然界和人类社会也是如此,只要掌握了规律,变化就能被人类所用。

这节内容不但给我的事业指明了方向,而且让我学到了健康和生活各方面的知识。这节内容就像是没有围墙的大学,相信读过这节内容的同学都有同感。

读者:张丽萍

读了这节内容我领悟到,万事都要有逻辑,一个人的思想和观念决定一个人一生的命运。思想决定行为,行为决定结果。在生活中,老百姓都认为有钱吃好饭,有病上医院,似乎很合乎逻辑,其实这是一个很大的误区。就是这个误区导致很多慢性、退化性疾病的发生,给家庭带来了很大的经济压力和损失。老师讲到绳子的故事,说明了一个方向的问题。不变的规律才是正确的规律。每个人如果在生活中一开始就养成良好的生活习惯,就能给自己的健康打下良好的基础。

寄读者:学习了本节内容之后,你们有什么样的感悟呢?不妨拿起笔来,把你们的感想和心得记录下来。如果你们对本节内容还有什么疑问,请拿出你们的手机,动动手指扫左边的二维码进行关注,让我们在线上进一步地深入学习和探讨。

17

疾病与健康的区别(下)

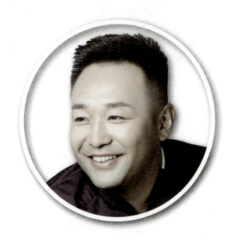

HEALTHY
CONCEPT

TREATMENT

健康观念 治疗

HEALTHY CONCEPT TREATMENT

大春心语

疾病在不停地变化，就像癌症在扩散、转移一样，这也是为什么现在医院越来越多，疾病也相应地越来越多。那我们怎么来应对这些不断变化的疾病呢？我们不能一直追着疾病跑。

相关数据时时刻刻都在变化，我们应该用一种全新的思维模式来解决这些疾病的问题。

请问人和人的体质一样吗？遗传一样吗？生活习惯一样吗？哪怕是一样的病，糖尿病和糖尿病一样吗？答案肯定是不一样。有的是肥胖引起的糖尿病，有的是情绪压力引起的糖尿病，有的是胰腺炎引起的糖尿病，甚至现在的有些孩子在妈妈肚子里时都有糖尿病，因为母亲有妊娠期糖尿病。

我记得十年前，一说糖尿病，就会说是"三多一少"的症状——吃得多、喝得多、尿得多，体重却减少——可是现在，有的人没有这些症状，血糖就已经高了。因为疾病在不停地变化，就像癌症会扩散、转移一样，这也是为什么现在医院越来越多，疾病也相应地越来越多。那我们怎么来应对这些不断变化的疾病呢？

我们不能一直追着疾病跑——用先进的高科技仪器测囊肿的大小、数肿瘤的多少、看炎症的位置、测压力的高低，因为这些数据时时刻刻都在变化，我们应该用一种全新的思维模式来解决这些疾病的问题。还是那句话，我不想否定医学，更不想让医生下岗，我只想和大家一起找到那扇健康的大门，那就是以不变应万变，用道的方法来解决疾病问题。

这个世界上没有治百病的药，但是有调百病的方法，这个方法就是提高免疫力，因为每一个人，从小到大，从生到死，从小病到大病，无论遗传有多复杂，生活习惯有多不一样，更不管是什么疾病，提高免疫力一定是恢复健康的途径之一。

还有就是改变不良的生活习惯，也是恢复健康的方法。因为不管你收入有多高，地位有多高，职位有多高，学历有多高，哪怕你是学医的专家，只要生活习惯不好，疾病就一定会找上你的门。

疾病是一直变化的，所以你会发现，我们现在的疾病越来越多，越来越复杂，人类未知的疾病有太多，而健康的人一定有良好的生活习惯，"早上吃好，中午吃饱，晚上吃少"，这是中国老祖宗用简单智慧的语言总结出来的规律，谁违背这个不变的吃饭规律，谁就会得病。

比如说早上不吃饭，容易得胃病或胆结石；晚上吃多，容易得富贵病，甚至癌症。在疾病面前，不分贫富贵贱，不论官大官小，更不管钱多钱少，就差时间，只要坏习惯积累的时间一到，它就一定会来找你。还记得我说过的一句话吗？在这里，再重复一遍，希望能唤醒那些希望健康却得不到健康的人，这句话就是：因果当下报是小病，因果未来报是大病。

前面有一节专门讲过调理，我说过能调百病的方法就是提高免疫力，只要有好的免疫力，小到感冒，大到癌症都能预防。从事健康行业的人运用的是不变的东西，就是以不变应万变的方式。

除了提高免疫力，还有什么方法可以用来解决问题呢？就是良好的生活习惯。你只要有一个坏习惯，时间一长，就可能会得一种病。那如果几个坏习惯叠加呢？疾病可能又要换名字了，拖的时间一长，又会变成另外的病，就会有没完没了的痛苦产生。

比如一个人抽烟，是一个坏习惯，可能会引起咳嗽，但不一定直接跟癌症有关系，但是他开始叠加其他的坏习惯，比如抽烟加喝冷饮，可能开始有鼻炎了；后来，抽烟喝冷饮再加吃肉，就开始打呼噜；如果在这些坏习惯上，再叠加熬夜，就有可能哮喘，这些问题和时间一叠加，十年、二十年后，甚至可能等不到十年、二十年，就变成肺气肿或肺癌了。

你会发现坏习惯只要一叠加，疾病就会变，让你的研究无法跟上疾病变化的速度，更跟不上人复杂的生活节奏，所以每年我们的孩子都要重新打疫苗，因为病毒升级了，去年的疫苗被淘汰了，可如果是我，我一定会用提高免疫力这个不变的办法，来应对一切变化的流感。

小病如此，大病也是如此，虽然我们没有得癌症，但每个人身上都有癌细胞，我相信人人都害怕得癌症，但到现在为止，癌症疫苗还没研究出来，其实我们只需要遵照世界卫生组织讲到的健康四大基石——良好的心态、适量的运动、足够的睡眠、均衡的营养，提高自身的免疫力，就能有效地预防癌症。

世界卫生组织讲到的健康四大基石都有提高免疫力的作用，这才是未来医学研究的方向，用免疫力治疗癌症更是现在健康行业让所有人兴奋的地方。因为健康行业主打的方向，就是用排毒加营养的方式提高自身免疫力，修复细胞，加速新陈代谢，这些能力是每个人身上都会产生和发生的，更是大自然不变的规律。

我们不是医生，我们只是大自然的搬运工，我们不和身体对抗，我们只协助身体恢复，最好的医生就是自己的身体，我相信这句话大家都不陌生。

当有些人来问我，张老师这个病怎么调的时候，我就会反问他们一个健康人应该有什么样的行为，什么样的体质。血管通畅，血液干净，免疫力好，生活习惯好，心态好，我用这些不变的规律让他们对号入座，然后我再问她，你的病是怎么得的？如果她告诉我，张老师我得这个病是因为月子没坐好，那我大概就知道怎么没坐好，是因为生气，还是因为受凉，还是吃了某些药物导致的，我就知道怎么去调理。

当你掌握了我们人身体的一些不变的规律的时候，它就像一面镜子一样，能帮我们找出很多疾病的来源，找到来源，你就能去掉这个疾病。这就是为什么健康是在生活里，不是在医院里。我希望通过本节内容，让每一个人把健康掌握在自己手上。我已经帮你打开了健康这扇大门，希望你走进去好好欣赏一下里面的风景，它一定是你想要的伊甸园，更是你想带家人去的地方。

大春金句

健康行业从业者必懂八个字：逻辑、顺序、标准、闭环。

悟：逻辑：是把复杂事情变简单的规律，是破抗拒的法宝。产品效果好，还有人不相信，说明你不会讲逻辑，只会讲专业与产品。

顺序：是让一线市场营销快速成长并成功的工具流。伙伴们每次做完市场，都不知道下一步做什么，说明你没顺序，而且每天在处理一样的问题。

标准：复制人才的细节，培训时兴奋，出门就知道怎么干，做了就有效果，真正解决市场问题的标准，不是产品与制度的标准。

闭环：进人、留人、育人，再到进人重要环节，不用每天把时间精力浪费在解决困惑和打击上。是一个可以让你真正休息下来的工具流。

读者见证

读者：李春洪

　　学习了张老师的"疾病与健康的区别"后，我明白了懂得健康生活的常识才是治病良药，可以让很多病不治自愈。然而太多人不明白免疫力是恢复健康的重要因素，提高免疫力可调百病。现在疾病一直都在变化，越来越多，越来越复杂，很多人不明病因，胡乱吃药，结果药吃了一大堆，病却不见好转。正如张老师在书中一再教导的那样，正确的健康观念就是培养良好的生活习惯，保持良好的心态、适量的运动、足够的睡眠、均衡的营养，这是健康的四大基石。

读者：薛莎

　　通过学习"疾病与健康的区别"，我终于明白了自己日常生活中不好的习惯会有多么大的危害。以前我的身体很差，差不多每个月都会打针，所以家里人都说我运气不好，总生病。接触了健康产业以后，我才明白要经络排毒，也通过服用提高免疫力的产品，我的身体慢慢恢复了健康。现在又学习了大春老师的理论，我更加明白了，疾病并不可怕。如果我们不知道病因，胡作非为，就会造成大病，那才可怕。感恩老师的大爱，他让所有做健康产业的人都看到了希望！

寄读者：学习了本节内容之后，你们有什么样的感悟呢？不妨拿起笔来，把你们的感想和心得记录下来。如果你们对本节内容还有什么疑问，请拿出你们的手机，动动手指扫左边的二维码进行关注，让我们在线上进一步地深入学习和探讨。

18

如何解读排毒反应

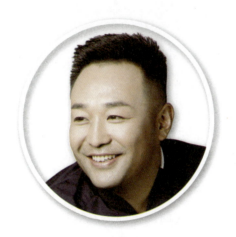

HEALTHY
CONCEPT

TREATMENT

健康观念 治疗

HEALTHY CONCEPT TREATMENT

大春心语

不要再因为一个错误的观念，带着家人、逼着亲人去医院、去吃药。请记住，车坏了要去修理厂换零件，亚健康时要去保养厂清理垃圾。同样，急性病要去医院抢救治疗，慢性病就选择保养排毒吧。

我相信"排毒反应"这个名词大家都不陌生，尤其很多中医也在用，但是在西医里面是没有这个词的。我也看到很多做健康行业的人一直在解释排毒反应。其实排毒反应不应该在解释的层面，而应该在解读的层面，那解释和解读到底有什么区别呢？

首先，说一下我是如何发现中医里排毒反应这个现象的。我有一个学生，她是肾病科的护士。有一次，因为有事情要去找她，她正好在查房。她说：张老师，你先等一下，我在查房。

当时我不知道她查房到底是要做什么样的工作，于是，我很好奇地站在病房的门口。她拿着病历进了病房，就问那个病人好点了没有，还难受吗，肿不肿，痒不痒，咳不咳等类似的话，就像我经常听很多人吃完西药以后，然后就问血压降了没有，血糖降了没有等类似的话。

问的这些问题看似很平常，也是应该的，可是后来我发现，怎么西医和中医问的问题竟然是相反的。西医开完药，问的是：还难受吗？指标降了没有？而中医问的却是咳了没有，痒了没有，发烧了没有，出汗了没有，拉了没有等这些问题。

那为什么中医和西医，给人开完药，问的问题截然相反呢？我今天把这个道理，通过我自己的理解，给大家解读一下。西医告诉你，一辈子吃药，这个病治不好，中医没有这个理论，这又是为什么呢？

很多时候，那些中医或做健康行业的人，不管是用手法，还是用产品，还是用一些保健品，给我们的五脏六腑开始排毒时，请一定要记住，毒素从身体排出来需要通过这么两步：第一步，从脏器到血液；第二步，从血液到体外。

很多人一开始胖时，血压、尿酸、血糖等指标也不高。因为脂肪

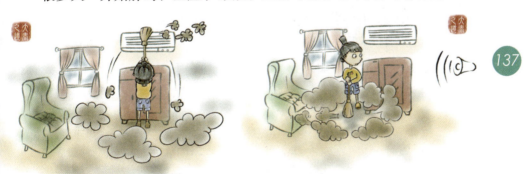

全面大扫除从卫生死角开始　　　　"你怎么把房子打扫得更脏了？赶快停止！"

还没有把血管堵到70%以上，肾脏没有坏死，胰脏还没有完全被堵死，这时医院不会把它定义成疾病。我经常听到很多体重超标的大胖子很自豪地说：别看我胖，指标却正常。可是他根本不明白，如果血管有一块垃圾或是受寒了以后，血管中的脂肪就可能会突然凝固，不能流动，他就会出现猝死、心梗、脑梗。

健康观念 治疗
HEALTHY CONCEPT TREATMENT

很多人说,这个人走的时候,其实血压、血糖都不高,怎么就得心梗、脑梗了呢?因为我们很多人错误地理解,得心梗、脑梗是由血压、血糖引起的,其实是由血脂高引起的。这些多余的脂肪一旦受冷,就会迅速凝固,导致猝死。

再比如说打点滴时,点滴的温度比我们的体温低20℃,所以现在很多年轻人,身体好好的,就是得了一个感冒,输了一次液,人就没了。你可能没想过,虽然他的血压、血糖、尿酸正常,可是血脂高。所以人一肥胖就得谨慎,如果指标不正常,医生就会告诉你,一辈子吃药都治不好。

很多人吃完某个产品,或运动完,或是做过调理后,就会出现排毒反应。排毒的第一步,是垃圾从脏器到了血液。人得病是因为垃圾从血液到脏器,排毒是将垃圾从脏器排到血液。所谓的排毒反应,就是我们血液中垃圾的浓度偏高。这个时候,很多人就会出现尿酸高、血压高、血糖高,然后头晕、皮肤痒。

大部分人在不理解的情况下,就会认为这是病加重了,就会去责怪给他调理的人。这就好比修水管,你们家的水龙头因为水管生锈,老有杂质,如果我帮你整体处理一下,而不是换水龙头,你就

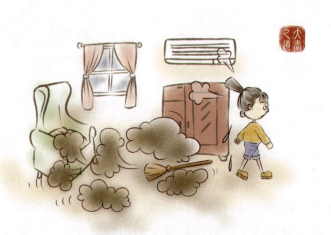

"哼!你还错怪我!"

会发现，水管里流出来的杂质、锈块比原来还要多，时间还要长。其实，你只需要耐心地等上几天时间，一旦水变干净，水龙头不再堵，问题就不会再反复了。

所以小病扛，就是自己给自己安全打疫苗的过程。中医早就发现了这个秘密，并用一句话做了总结，但我们不去用，这就是"小病不得，容易得大病"的道理。这句话的意思，就是免疫力如果没有被小病训练过，那遇到大的病毒时，就很难抵御。

西医在治病时、体检时是抽血化验的。我刚才已经讲过一个重点，垃圾从脏器排出身体有两步：第一步是从脏器到血液，第二步是从血液到体外。

我们第一步刚完成的时候，血液垃圾浓度会增高。你如果去医院检查，不管是查肝、查肾，都是抽血化验的。这一查，免疫力发挥作用的时候，会引起发烧等症状，所以，现在的西医也开始研究术后病人发烧是病情恢复还是加重的信号，而不是一味地退烧。我就用排毒反应来解读身体的这一反应。你一定会出现转氨酶高、肌酐高、尿酸高、血压高、血糖高。当这些血液经过皮肤时，这个病人就会出现皮肤痒的症状；血管中的垃圾浓度高，自然会出现头晕，那些肺上的垃圾被分解后会咳嗽，当然会吐出痰。你如果不理解排毒反应这整个过程，就会误解，以为调理是把病加重了。

因为好转反应的过程跟疾病加重很类似。就像我经常举例子说，夏天坐在那里不动，却一直在出汗，我们都会说这个人身体太虚，出虚汗，这是身体有问题；可是一个人出去跑步，运动出汗，那就叫作燃烧脂肪排毒，这是一种健康的出汗。如果我们光看结果，两者肯定都是出汗，但一个是有病地出汗，一个是健康地出汗。

在这里面，大家一定要解读清楚，我们怎样把垃圾从房间扫到户外呢？有可能通过马桶冲掉，有可能通过下水管道排掉一部分，还有可能通过窗户、门、垃圾桶，我们有各种各样的渠道。同样的道理，我们人体往外排毒的方式比较多，比如说眼屎、咳嗽、吐痰、出汗、来例假带的血块等。所以，大家明白这些道理时，就可以打通很多人的认知观念，因为我见过很多人不懂这个排毒、好转的反应。

不要再用又快又简单的西药跟你的身体对着干：咳了止咳，等咳不动了就是哮喘；疼了止疼，麻痹的是痛觉神经，不是在解决疼的本质；睡不着觉了吃安眠药，那是晕倒，因为睡觉是身体在修复和排毒，吃了安眠药，身体会失去知觉，不会帮你排毒和修复，所以睡了也白睡；血压高了吃降压药扩张血管，血管垃圾不清理，那就得一辈子吃药，最后要么扩张血管的药物副作用让你的血管变薄变脆、大出血，要么垃圾突然全部堵死，引发脑梗、心梗；腿疼了就打封闭针，封闭就是麻痹的意思，别再欺骗自己的身体了。

这一切都是伤害身体、欺骗自己，跟身体对着干。如果哪天身体实在忍受不了了，你也就到了承受脏器功能衰竭或引起并发症后果的时候了。

这条错误的路，是所有吃药的人都明白的结果，不要再因为一个错误的观念，就带着家人、逼着亲人去医院，然后就开始吃药。请记住，车坏了要去修理厂换零件，亚健康时要去保养厂清理垃

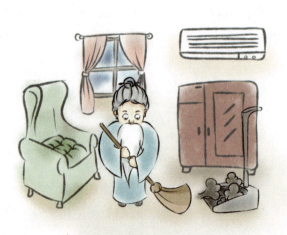

打扫卫生要分两步：
①从高处到地面； ②从室内到室外

圾。同样，急性病要去医院抢救，慢性病就要保养和排毒。

在这里，我也不是否定西医，谁也代替不了西医。中西医应该是合作的，就像男人代替不了女人生孩子，你不能就说男人没用；没有男人，我看你女人怎么生。所以，要用合作的思维看待一切，不要用对抗的思维替代一切。

大春金句

养生等于顺应自然，伤身等于违背自然。

悟：你再任性，也别和自然规律任性；
　　你习惯了，也要顺应自然规律，培养习惯；
　　你再有钱，也要把生活习惯培养好。
　　疾病没有规律，所以原因复杂，病因不清；
　　健康有规律，培养好习惯，提高免疫力。

读者见证

读者：正脊师

我是一名从事中医多年的健康调理师，读了张老师的这本书，我感慨万千，为什么没有早认识张老师，让我走了这么久的弯路。虽然曾经经过努力，也解决了一部分人的排毒反应，但一遇到排毒反应，心里还是恐慌。

读了张老师的书，我茅塞顿开，彻底明白了什么是排毒反应，就是脏器里的毒素排到血液，还未排到体外。毒素在血液中停留所表现出来的反应就是排毒反应，反应时间就是毒素在血液中停留的时间。

读者：王全峰

感谢大春老师的精彩讲解，我感受最深的就是在五年前已经开始了。那时候由于身体的问题去医院，通过检查，医生告诉我是正常的。但是，我心里却一直都非常担心，又害怕，直到从事健康行业以后，才知道是心肌缺血、供血不足。慢慢地用了产品调理以后，这个症状就消失了，但还是不明白原因。直到读完张大春老师的书以后，我才知道，原来这个是我们身体发出的信号和语言。

寄读者：学习了本节内容之后，你们有什么样的感悟呢？不妨拿起笔来，把你们的感想和心得记录下来。如果你们对本节内容还有什么疑问，请拿出你们的手机，动动手指扫左边的二维码进行关注，让我们在线上进一步地深入学习和探讨。

19

把好健康三道门,观念能救三代人

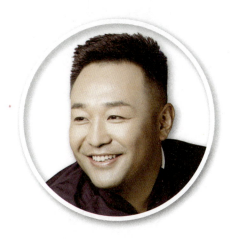

HEALTHY
CONCEPT

TREATMENT

健康观念治疗

> **大 春 心 语**
>
> 健康有三道门，最关键的一道门由自己管。如果你不知道或放弃这道门，只会离健康越来越远，这也是导致得各种疾病的真正根源。本节中，我将把维护健康的能力还给每一个人，还给每一个家庭。

健康有三道门，最关键的一道门由自己管。如果你不知道或放弃这道门，只会离健康越来越远，这也是导致患上各种疾病的真正根源。在本节内容中，我将把维护健康的能力还给每一个人，还给每一个家庭。

在中医理论中，有下医、中医、上医这一说，这些大家都听过。但是上医指的是什么呢？我相信只要说到"医"，大家都会认为是专业人的事情，其实我认为，上医指的就是自己，也就是只有自己才能做上医。我们很多人，没有这种观念和意识，放弃了这种能力。

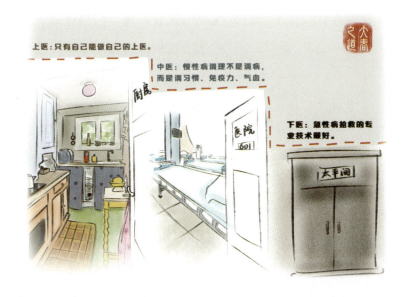

真正的预防疾病不是用专业的知识，而是人人要懂的常识

所以，现代社会就会出现一种现象，没生病之前，胡吃海喝；生病以后，终身吃药，人们进入一个怪圈，而且还是恶性循环的怪圈。

记得有一次，当我从寺庙出来的时候，门口有一个女士，是一个乞丐，带了一个孩子在乞讨，两人都是健全人。当时我看到没有一个人给乞丐钱，我实在看不过，就掏出一块钱给他们。

这时跟我同行的一个朋友跑过来，一把把钱给夺了过来说，张老师，不用给钱，赶紧上车。这时小孩跑过来，拽着我的衣服，跟他的妈妈一起恶狠狠地说：把钱给我！我们上了车，后来看到他们对着车吐口水，朋友也没有生气，开车就走了。

路上他语重心长地跟我说，张老师，你看到旁边有一个小孩，你会觉得这个小孩很可怜，这是正常的，可如果我们今天给了他钱，这个孩子就会慢慢变成一个好吃懒做、不上进、有仇富心理的人，以后长大了，会对社会有很大的危害。

他告诉我救急不救穷。这些道理我都懂，但是当时我还没有真正明白，也没有解开心里的这个疙瘩。善良与心狠，我到底该选择哪一个？

我相信每个人在马路边看到乞讨的人都愿意给钱。但是很多报道说，很多乞讨的人以此谋生，甚至靠这个发财，好吃懒做、不务正业，这又会让我们有一种被欺骗的感觉，相信你也会和我一样很矛盾。

我们应该怎样做慈善，怎样献爱心，怎么才能真正帮助别人呢？而这种爱心，不是被欺骗和被利用的。这种想做慈善又担心被骗的矛盾心理，让我们在理性和感性之间不知道怎么做出选择。

一年后，有一个武装部的部长请我去讲课。当时下了火车，还需要开三个小时的车。武装部的部长开着车，我们一路聊得很开心。快到县城的时候，武装部的部长说了这么一句话：张老师，我们县十年都脱不掉贫困的帽子，条件比较差，请你多包涵。

当他说完这句话时，我突然想起一年前那次与乞丐相遇的经历，虽然这是两件不相干的事情，但是让我恍然大悟。

我记得小时候，家人告诉我们，人穷不能志短，要用勤奋、劳动改变自己的生活，而不能等、靠、要。这种观念让我们懂得了好吃懒做是一种耻辱，不是博得别人同情的手段。

这也是为什么老一辈人一直会说穷人家的孩子早当家。后来发现，不是因为穷，而是因为有志气、有爱心，所以人才会有上进心，才会勤奋。

这就是为什么很多地区和人一辈子脱不掉贫困帽子，这也导致我们身边很多做慈善的企业家和老板，做到最后都很心寒，因为很多人甚至追上门来直接要钱。

这都是因为很多不愿意上进的人自私地认为：企业家这么有钱，帮助穷人是应该的。这是一种畸形的心理，我们应该去帮那些懂得感恩的人、懂得上进的人、懂得改变的人、懂得付出的人，不应该去帮一味伸手要钱、装可怜的人。

我们的祖先早就说过：救急不救穷，穷不可怕，就怕思想穷。穷的思想，会有仇富心理，会报复社会，会破坏安定。这些人不懂廉耻，更不懂尊重，只会自私地考虑自己的利益。

我认为给别人钱财、吃穿，这种救济和慈善是三等救济。这里的等级没有指人的意思，是指这种帮人的方式，我没有任何歧视的意思。

第二等慈善，不会给你看得到的钱和物，但是会给你一个机会，给你一份工作，然后教你一种能力和技能，比如养殖、种植或某种手艺，让一个人通过自己的劳动，改变一家三口的生活状态，这种帮助也叫慈善。第一等的慈善既没钱也没物，也不会给你能力，但是会改变你的思想。

因为一个人改变思想，可以带动一群人改变生活，就像你看到我们的社会，很多原来的贫困县、贫困村，通过一个人——村长或村支部书记的思想改变，变得富有起来。

慈善分三种：下等慈善、中等慈善、上等慈善。当我明白这个道理时，我发现我们身体的健康也有三道门。大家都知道疾病按快慢来分，有慢性病和急性病。

急性病是什么？就是快死了、不行了的病，所以太平间的门是人生的最后一道门，我把它叫作第三道门。西医很有用，西医的作用就是不让我们进太平间，这个病一定要基于科学、严谨的临床数据，用手术、专业的技术来治疗。

因此，西医的作用就是站在太平间的门口，对急性病进行控制，不让我们进太平间，给我们第二次生命。所以，我们把他们叫作白衣天使，他们值得每一个人尊重。

那健康的第二道门在哪里呢？就是医院的门，这也是健康行业和中医的作用，就是对慢性病的调理和恢复——恢复你的免疫力，恢复你的血管通畅，恢复你的血液干净，恢复你的营养，更要恢复你良好的生活习惯。

所以，健康行业和中医的作用，是站在医院的门口，不让你们进医院。不让慢性病变成急性病，这就是第二道门。

第一道门是哪里呢？第一道门就是厨房的门。这个门通过教育，就可以做到一个人学习影响三代人。也就是在厨房的门口，让三代人会吃、会喝、会饮食，让我们更年轻、更健康，这才是真正的预防。

我很高兴地看到，国家把医疗体制改革的重点放到了"预防"上面，而且不再是以疾病预防为主，而是以健康预防为主。疾病预防，是为了让慢性病不要变成急性病，或者是不要生病。但是以健康为基础的预防，考虑到了身、心、灵健康和生活习惯健康。

我们不再以指标为标准，而是以幸福为标准，所以我认为这就是上医，更是不生病的智慧，它在生活中，不在医学里。这也是我一开始讲到的：上医指的是自己。也只有你自己，能让自己健康、幸福。

这不只是一种能力，更是一种责任，因为它关乎下一代人之间的传承和习惯的培养。

记得我曾经讲过一句话，再次送给大家：健康是年轻时善待身体，而老了以后身体送给你的礼物。把好健康三道门，观念能救三代人。

健康是我们自己的，我们如果不去把好门，那么出现问题时，只能去找医生解决。而医生并不能包治百病，所以大家一定要记住：有一个健康的观念，有一个健康的身体，才能使我们的生活幸福、美满。

在这里，我希望每一个读者，陪着家人，学习一下这节的内容，你会发现，与家人统一思想，改变他们的不良生活习惯，其实只需要一份爱心和正确的表达，而不需要一堆大道理和天天的唠叨。有了这些爱心和正确的表达，就会使我们的家人也远离疾病的困扰。

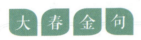

把学到的健康观念知识，要用到生活中，而不是用在销售中。

悟：如果不想你的销售受打击或只是一锤子买卖，
　　销售的最高境界是不销而销，
　　其实就是，要做事先做人。
　　销售没有抗拒，业绩稳定，顾客转介绍，
　　就是忘掉产品和业绩。
　　产品都是为人服务，
　　所以做人和服务要有温度，
　　让顾客从你身上能学到知识。
　　销售顺序：
　　交流、交心、交朋友、交易。

读者见证

读者：高风霞

自从读了张老师的书，我们一家的生活习惯大大地改变了！比如说，我以前怕走路、不爱运动，经常以车代步，尤其晚上吃完饭就宅在家里，坐在沙发上上网或看韩剧；我老公经常熬夜，也不爱运动，吃饭口味重。但是读完张老师的书后，才知道这些不良习惯所导致的严重后果。我开始从自身做起，每天坚持步行8000步左右；我老公吃饭口味也清淡了很多，熬夜也是偶尔一次，有时间也开始锻炼了。

读者：上善若水

这些日子一直在读你的书，我受益匪浅。以前吃饭几乎顿顿要有肉，孩子更是无肉不欢，现在知道了不好的生活习惯会给身体带来巨大伤害。前一段时间，儿子在家吃饭就控制他，让他少吃肉，多吃蔬菜和水果，他脸上的疙瘩明显减少了。通过这个事例，我才了解疾病真的是吃出来的。我也要把这个理念宣传下去，让更多的人了解，让更多的人摆脱疾病折磨。

寄读者：学习了本节内容之后，你们有什么样的感悟呢？不妨拿起笔来，把你们的感想和心得记录下来。如果你们对本节内容还有什么疑问，请拿出你们的手机，动动手指扫左边的二维码进行关注，让我们在线上进一步地深入学习和探讨。

20

人民健康，还医于民

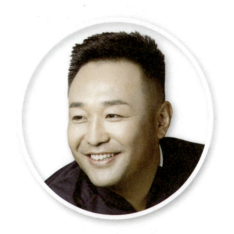

HEALTHY
CONCEPT

TREATMENT

健康观念 治疗
HEALTHY CONCEPT TREATMENT

> **大春心语**
>
> 你是否有过这样的经历，某一种疑难杂症没有被治好，但是换了环境，或是改变了某个习惯，或者改变了心态之后，这个疾病却奇迹般的恢复了？身体的健康应该去整体思考，它跟你身边的一切都发生着关联，有一些看似不相关的事情变化，却在悄悄地改变你。

我们的健康，一定要按整体的思考模式看待。上学时，生物课程中就讲到人的健康应当包括生理健康、心理健康和适应社会的能力。所以你应该明白，我们的性格脾气、生活习惯和我们的睡眠，与我们的健康是一个整体。

每一个因素都会影响你的健康，比如说工作压力会影响你的健康，婚姻是否幸福会影响你的健康，人际关系也会影响你的健康，生活习惯也会影响你的健康，还有一个被我们忽略但是跟健康息息相关的就是性格脾气。

这跟家庭教育和健康观念密切相连，所以观念"治疗"不只是帮助你身体健康，还可以改变你对生活的态度，提高你与人相处的能力，让你热爱生活、热爱生命，真正找到幸福的根源。

你会发现，幸福不在物质条件里，而在思想精神里。谁追求物质的幸福，得到即是失去，得不到就会痛苦，谁追求思想精神的幸福，将一辈子活在幸福中，不论得与失。

我相信大家一定听过这么一句话：中医调的是得病的人，西医治的是人得的病。你如果是一个疾病患者，一定要理解西医讲的原因复杂，病因不清，这是因为它其实没有用整体的思维去研究疾病。你如果是一个健康从业者，更要理解这句话的意思，不要只在"知道"的层面，不然你就会把保健品当药品，天天去调病。明明身体有变化，顾客却会说：没感觉，没效果。

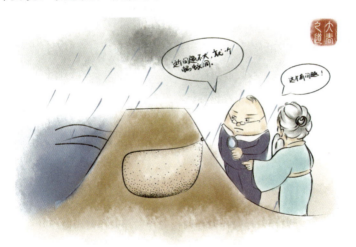

外在看到的蚂蚁洞是症状，内在看不到的蚂蚁穴是大病

你的产品可以调很多的病，甚至效果特别好，但是医生和顾客却认为这个世界哪有治百病的药。

医院里有指标、有数据、有临床，专家都治不好的病，做健康行业的人，没有这些数据、临床和专业，为什么就能调好很多世界疑难杂症？如果你解答不了这个问题，你将被它所困扰。接下来，我将为大家解决这个困惑。

我用自己几年前调过的一个病例来给大家分析。当时我这个顾客给我打电话，说她脸上有斑，在美容院做了，但效果不好，想找我调理，让我给一个调理方案。

我对她说，我没有产品，让她找身边的朋友，买一点产品。我告诉她我不调病，我调人。

很多做健康行业的人，明明知道产品是调整体的，不是治局部病的，就因为没有事先跟顾客解释清楚，没有给顾客做整体的症状检查，所以调理期间，顾客对你就产生了很多像我前面说的那些误解。所以我一开始就把问题都跟她解释清楚了。

我告诉这个顾客：你是为脸上的斑来找我调理的，可是我开的调理方案是调理整个身体的。看她听明白我这个"调理人、不调理病"的原理后，我便拿出自己研发的身体语言自检表让她填，上面有二百多个我们常见的身体症状，她填完表格也被吓了一跳——28岁的年龄，竟然填了43个症状。

我耐心地告诉她，这些症状都是三个月内你身体给你的信号，而且都是你告诉我的症状，这不是在吓唬你，是你要学会跟身体对话，读懂身体的语言。

我分析给她听：你脸上的斑不重要，是毒素在找麻烦。43个症状，有一半是毒素给的信号，比如头皮冒油、眼仁发黄、嘴巴苦、口腔溃疡、脸上长斑、做噩梦、乳腺增生、腋下淋巴肿大、脾气暴躁、来例假带血块、皮肤过敏、吃肉容易拉肚子等，都表明血液中有毒素。我说：你应该给整个身体排毒，而不只是单单给脸上祛斑。结果她很生气地说：填完你的表格，我都成病人了！

两个月过后，她很客气地给我打电话，问我在不在办公室，说想过来调理身体。她还告诉我，自从填了这张表格，她现在身体哪里难受，都会想起我：口腔溃疡犯了，她会想起我；老公说她没有以前温柔了，她也会想起我；来例假不舒服了，她还会想起我。

她比以前更关心身体给的这些信号了，也开始关注健康了。在这之前，她会认为，嘴巴苦是嘴巴的问题，睡不着觉是睡眠的问题，皮肤痒是皮肤的问题，来例假带血块是妇科的问题。自从填完表格以后，她才明白原来人是一个整体，就像她说的，心情不好都会导致食欲变差、失眠多梦、消化不良、来例假不舒服。

然后，我给她制订了调理的方案，我说你可以找你卖产品的亲戚服务，可她非得找我不可，因为觉得我比她亲戚更专业，并且填了自检表格，而她的朋友、她的亲戚没有这样专业的服务。就这样，她打电话"骚扰"了我四个月，为什么说骚扰呢？

第一个月，月底她跟我说，怎么办？还没好。

我把表格拍了照片给她发过去，我说你看有什么变化，她说睡眠比以前好了，口腔溃疡没再反复。我说调的效果这么好，为什么说没感觉呢？我说，继续吃。

第二个月，她说又买了一套产品，问我斑什么时候才能好。

我说你不要盯着斑，你要看整个身体的变化，我把表格又给她拍了一张发过去，让她又对照表格看了一下有什么变化，她告诉我这个月来了例假，而且她突然发现没有以前那么痛了，没有那么多血块了，而且乳腺增生好了很多，腋下淋巴已经没有那么肿胀了，皮肤痒的问题也改善了。

第三个月，她很尊敬地告诉我：张老师，我不是不相信你，我就是有点着急，因为产品已经买了第三套了。

她说，这次一定要彻底把身体调好，想知道斑什么时候才能没。我说，你再看一下表格。结果她告诉我，她老公说她的性格比以前温柔了，睡眠比以前好了，嘴巴不苦了，脸上没那么多油了，过敏没有再犯过了：这一切都在慢慢发生变化。我说：效果这么好，你一定要有耐心。

第四个月，她发给我两张照片，一张以前的，一张现在的，很兴奋地告诉我：张老师，脸上的斑真的已经淡了，如果不对比，是看不出来的。

如果你是做健康行业的，顾客在第一个月调理时，如果说没效果，你还敢接她的电话吗？还敢跟进吗？还能让她继续购买产品吗？你有什么方法，让她继续相信你？

这是健康从业者辛辛苦苦跟进了几个月的顾客，好不容易买产品想试一试，如果因为这一句没效果或没感觉，顾客就流失了，你肯定会受很大的打击。

其实问题出在你没有给顾客做身体整体症状自检，因为你把产品当药品一样，去局部调理疾病。她说没感觉，是指疾病没变化，没有考虑到身体整体的变化，这是最致命的错误。

顾客说没感觉，是因为顾客盯的是病或指标。比如说，有的顾客盯的是高血压，有的顾客盯的是糖尿病，有的顾客盯的是皮肤病。他们一直盯的是病，他们没有想过身体其他的变化。

我们做健康行业的，调的是整个人。当顾客开始调理身体的时候，我们也不知道哪个地方先恢复，哪个地方先排毒。这一切都是智能的身体自我修复的过程，不是我们的意志所能支配的。

老祖宗在几千年前就说过这样的名言："上医治国，中医治人，下医治病。"为什么上医可以治理国家，因为上医是有整体观、有格局、有方向。

我们理解了上面的一切时,也许就明白了什么叫"人民健康,还医于民"了。离开了整体性的研究,将一事无成。这里的"还"就是回归整体、回归自然、回归生活,这里的"医"指的是健康,而不是医学。

你是否有过这样的经历,某一种疑难杂症,没有治好,但是换了环境,或是改变了某个习惯,或者改变了心态之后,这个疾病却奇迹般地消失了。身体的健康应该去整体地思考,它跟你身边的一切都发生着关联,有一些看似不相关的事情的变化,却在改变你的身体疾病或健康。

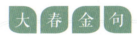

医生讲的是得了病怎么吃,养生讲的是怎么吃不得病。

悟:人们经常会错误地把医生做的工作与养生做的事拿来对比。

我后来发现病人为什么得病时间越长,人会变得越固执,原来医生在建议病人怎么吃饭时,同时讲了一句话——"这个病治不好,要一辈子吃药",所以病人失去了信心,还注意饮食干什么?这不让吃,那不让吃,人活着有什么意思?所以就固执地不再注意饮食生活习惯,糟蹋生命。所以健康教育很重要。

读者见证

读者：春景 梦想成真

读了大春老师的书，我才知道父亲是为什么突然就过世的。我父亲是2017年过世的，其实早在过世一年前父亲就眼睛不好，然后去各大医院检查，经过多家医院检查，被确诊为"病毒性角膜炎"。哥哥带父亲到专业眼科去治疗，每次去开一些药，吃完，父亲的眼睛的确好了很多。但突然有一天接到哥哥的电话说，父亲突发心脏病正在急救。读了大春老师的书，仔细回想，才明白如果不是分科的问题，就不会有后面的悲剧了。

读者：喻红英

有一次，我为我的一个朋友填健康自检表时，她说了这样一些情况：以前，她只要一有空余时间，就会坐在麻将桌边。那时她爱感冒，易急躁，而且经常腰酸背痛，脖颈僵硬，睡眠也不好。后来她为了照顾母亲到了广州，并且还找了一份工作，每天工作忙碌，只要一躺在床上就能睡着，并且以前所有的症状都消失了。当时，我觉得她在骗我，学完这一节，我明白了她说的这些现象是真的。

寄读者：学习了本节内容之后，你们有什么样的感悟呢？不妨拿起笔来，把你们的感想和心得记录下来。如果你们对本节内容还有什么疑问，请拿出你们的手机，动动手指扫左边的二维码进行关注，让我们在线上进一步地深入学习和探讨。

21

你是否被"原因复杂,病因不清"这句话骗过

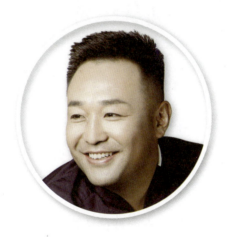

HEALTHY
CONCEPT

TREATMENT

健康观念 治疗
HEALTHY CONCEPT TREATMENT

> **大 春 心 语**
>
> 每一个得病的人,都急切地想知道怎么把病治好,其实你只要知道病是怎么来的,就可以把病调好,甚至可以让疾病不再加重和复发。

本节讲的这个话题"原因复杂,病因不清",我相信很多学医的人一定不陌生。

因为现在的大多数慢性疾病,几乎都成了世界性的疑难杂症。如果疾病不能被攻克,病人就得一直吃药,为了让他能继续相信你,医生只能这么说:原因复杂,病因不清,这是疑难杂症,这个病治不好,一辈子得吃药,不能停药。

同样,对于这句话,病人也一定不陌生。每一个得病的人,都急切地想知道,这个病到底是怎么得的。也就意味着,你只要知道病是怎么得的,那就知道应该要怎么调,或者知道让病不再加重的方法。

21 您是否被"原因复杂，病因不清"这句话骗过

你有没有一种感觉，医生越专业，越谨慎；越专业，越问不出答案；越专业，越忘了生活？可是明明病人说，他是喝了酒以后身体不舒服，吹了空调以后得的病，月子没坐好得的这个病等，这些病都是不良的生活习惯导致的。原因这么清楚、这么明白，为什么在医生那里，却得了一句话：原因复杂，病因不清？

脂肪见热行，流动；见冷凝，堵住。一直坚持错误的饮食搭配习惯，几年以后可能导致心梗、脑梗、脑瘀血、中风、癌症、肿瘤……谁能想到这些大病是这些小的习惯累积与叠加导致的。

如果你每周少吃一顿肉，少喝一次冷饮，或者是你的体重能轻上一斤，你就有可能晚一年得脑梗或是心梗，甚至可以多活一年。所以在这里，我强烈地倡导每一个家庭每周都有一天吃素。

这也是为什么现在冬天得这种疾病的人偏多。这是这些人身体偏胖、血液黏稠，加上冷空气，两个伤害叠加的结果。

很多没得病的年轻人，因为不懂这些道理，家长不懂，孩子更不懂，大夏天吃着烤肉、炸鸡腿，配着冰镇可乐，家长看见就跟没看见一样。这些孩子未来的身体状况，让我想想都害怕。

比如我们今天做一个游戏，让两百个人来打一个人。首先，让两百个人并排站立，左边站一百人，右边站一百人，站在一百米的跑道上，让一个人，从中间走过去，游戏规则就是让每个人用力去打这个人，这就是对你的伤害。就像你的身体，开始有这样那样的症状和感觉了，但是你照样会往前走。一个人打不可怕，可是连续打就会出问题。有可能这个人走到三分之一的时候，就已经快不行了；走到一半的时候，就像很多人活到50岁一样，身体就已经出现了问题，躺在那不能动了，最后，过了几天，噩耗传来：这个人死了。

如果我回头去找那些所有打过他的人，你看我讲的话，你可能已经很熟悉，就像我们问医生，这个病是怎么得的。我说：打过的人都

健康观念 治疗
HEALTHY CONCEPT TREATMENT

给我站出来,是谁把他打死的?然后这些打过人的人,就会开始互相指责说:可能是他,可能是她,也可能是他……但最后,他们会说:原因复杂,说不清楚。

在很无奈的情况下,最后打过的人会说,是他打完以后,这个人才不动的,几天以后去世了。我就把这个人叫到跟前问:你怎么把这个人打死的?这个人很冤枉地说:我打得这么轻,不可能打死这个人,我也用同样的力气打过无数的人,也没有对人造成致命的伤害。

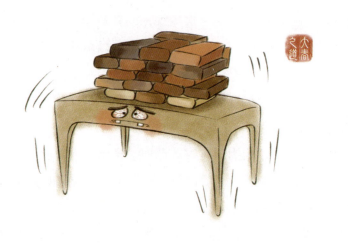

谁把桌子压坏的?可能是第一层这50块砖

我问他:到底问题出在哪里?他偷偷地告诉我:是有了前面那么多人伤害的累加,我最后轻轻这一下,才要了他的命的。

就像很多人,打完点滴人没了,喝了一次酒猝死了,几天熬夜脑梗了,我们就错误地认为是喝酒、熬夜的原因。可是反过来一想,有的人一辈子喝酒,有的人一辈子熬夜,怎么就没事呢?

如果你解答不了这些疑惑,听完别人得病去世的故事,你照样不害怕、不改变。其实这些人,并不是因为一个小小的熬夜、一顿酒就得了要命的疾病,而是因为前期还有其他的伤害,是长期累积和叠加的结果。

这就相当于，一个桌子能放100块砖，当放到101块的时候，桌子就会塌掉。很多人就会错误地认为，是最后这块砖把桌子压塌的。可是你把这块砖单独放在其他一样的桌子上，却不会出现这种危险。

现在有一种社会现象，一个人得了疾病以后，对平时的不良生活习惯对身体累积并叠加所造成的伤害，从来不去反思和害怕，但是等身体出现问题时，却在抱怨最后的那顿饭，最后的那顿酒，最后的那一次加班、熬夜等。其他人的去世，对他们没有起到更多的警示作用，只是成为他们茶余饭后的话题。几个星期、几个月过后，每个人的坏习惯照旧，又走向了叠加和累积的过程。

为什么人们会进入这样的怪圈？大家有没有发现，医院一旦分科，每个科室负责一个器官，那每个科室只关心哪种伤害会让这个器官得病。

比如说，呼吸科只研究哪种习惯会伤到肺，大家就不约而同地想到了吸烟，但又发现很多人不吸烟也会得肺癌，于是又开始说是二手烟让人们得的肺癌。可是大家发现没有，天气一冷，呼吸系统容易得病，那就意味着吹空调、吃冷饮，也对肺造成伤害。还有长时间不运动，我们的肺活量会下降，也就是肺的排毒能力会下降，这也是得大病的一个主要原因。

我们回到刚才那个例子，人数不变，把规则稍微做一个调整：让另外一个人从中间走过去，左边打

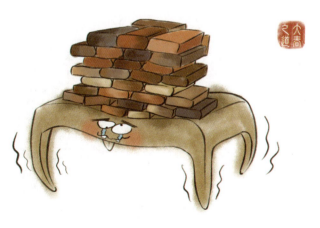

压坏桌子的也可能是第二层这100块砖

他的人，让他们把力气减轻一半，也就是把伤害去掉一半；右边打他的人，全部停止，不要再伤害他。大家相不相信，第二个人一定会比第一个人多走一半的路，甚至可以走到终点。

我的意思是，如果你戒不掉烟，你能不能把每天一包烟变成每天半包烟，一根烟抽到一半的时候就停下来？如果你爱吃肉，管不住嘴，能不能每次少吃几口？如果你熬夜，能不能给自己规定一个时间，以前是凌晨一点睡觉，现在十二点一定要睡觉？能不能冷饮不吃了，夜宵不加了？等等。

我自己有一种很好的心理暗示教给大家，我每上一个台阶就暗示自己又多活了一秒。

大家一定听过，吸一根烟，你会少活5分钟；吃一个烧烤的鸡翅，相当于吸了60根烟。寿命都是倒着减的，当下伤害身体，肯定没什么感觉，也不害怕。可是等你得了大病，快走的时候，你才发现你今年才45岁，或者50岁刚出头，不到65岁，你的120岁寿命，就是这样每天用一包烟、一顿饭、一堆垃圾食品、一个熬夜，一分一秒地开始倒着减去的。

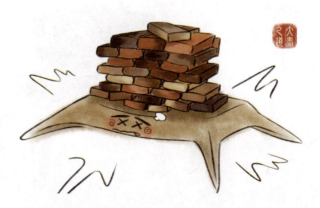

压坏桌子的难道是第三层这101块砖？（原因复杂，病因不清）
显而易见，不是第101块砖压坏桌子，而是前面100块砖打的基础

经常听很多人说：我是得过大病的人，是从鬼门关上走过一趟的人，现在什么都想得开了，坏习惯也改掉了……难道大家都想成为这样后知后觉的人吗？

其实每个人不用学医，也不用学养生，就能知道哪些是好习惯，哪些是坏习惯。只是因为健康观念的缺失，我们错误地认为健康应该交给专业的医生。可是我经常说，我们身边的人长寿，不是因为学医，而是因为热爱生活、热爱生命，所以我希望大家用我教的这种心理暗示的方法，减少坏习惯，培养好习惯。

大春金句

健康梦：小病能抗，大病能防，全家身体更健康。

悟：每个人都要健康，
可是人们只关心疾病的指标，
却不知道健康的标准。
健康梦：
不应该以疾病预防为目的，只关注得了病怎么吃，
而应该以健康预防为目的，知道怎么吃不得病。
健康的人，小病能抗，提高免疫力，
大病能防，因为免疫力好。
身体更健康，因为免疫力管所有的病，
所以未来健康预防以提高免疫力为方向，
不再以药物治病为错误的方向，
药物破坏免疫力，会让疾病越来越多、越来越重。

读者见证

读者：黄敏

  大春老师通过通俗易懂的语言，精辟地阐述了很多慢性病的成因，其实其原因并没有那么复杂，归根结底还是源于我们不正确的饮食和生活习惯。还有不同的错误不断地叠加在一起，长年累月的量变引发了质变，到最后一刻爆发了出来。

  药疗不如食疗，药补不如食补。五谷为养，五果为助；五畜为益，五菜为充；补精益气，调整饮食；调节情绪，保持运动；保证睡眠，御寒排毒；调理阴阳平衡，平衡释放潜能，潜能治愈百病。

读者：陆峰

  正如大春老师所说，从知道到明白是世界上最遥远的距离。希望我老婆的不幸能唤醒那些无知者，改掉不良的生活习惯和错误的健康观念。健康的身体，掌握在自己的手里面，而不是医院里。我决心跟上大春老师的复训课程，力争学到更多的生活常识和故事，改变更多人的健康观念，让每一个家庭都有一个懂健康的人，将大春之道这份大爱事业传播出去。感恩大春老师这份大爱无私的奉献精神的传递。

寄读者：学习了本节内容之后，你们有什么样的感悟呢？不妨拿起笔来，把你们的感想和心得记录下来。如果你们对本节内容还有什么疑问，请拿出你们的手机，动动手指扫左边的二维码进行关注，让我们在线上进一步地深入学习和探讨。

22

为什么吃得越好，死得越早

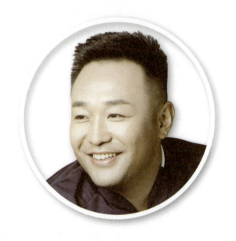

HEALTHY
CONCEPT

TREATMENT

健康观念——治疗
HEALTHY CONCEPT TREATMENT

大春心语

> 不管你是不是做健康行业的,我都希望你陪着家人和身边的亲人学习一下这节内容,它有可能真的会影响到某一个亲人。因为这节内容,他管住了嘴巴;因为这节内容,饭桌上多了几盘蔬菜,减少了心脑血管疾病的突发。请用智慧爱惜自己的家人,不要再无知地劝他们多吃肉,多喝酒。

我在七年前发现了一个奇怪的现象,它与我们每日的三餐息息相关,更与每个人的健康密切相连,但没有一个人去点破它。

在2012年参加全国营养讲师比赛时,我还专门讲了这个话题,那时我还不能像现在这样讲得明白,但就是这点内容,让我在那届比赛中被评为金牌讲师,改变了我以后的人生。

七年前,我在学营养师时,营养师课程中有一个大家都知道的常识,就是人体的七大营养素。先给大家普及一下这七大营养素。

第一类是脂肪(我用肉类来代替)。

第二类是碳水化合物。

大家可能将其理解为白米、白面。千万不能把五谷杂粮归类到碳水化合物里，为什么我这样说？虽然我这么分类不是很严谨，是以加工过后的成品来划分的。

其实五谷杂粮里也含有一部分碳水化合物，但是现代人的饮食采用高科技的提炼技术，因为口感不好，我们把杂粮、麦子皮、麸子皮全部变成饲料，喂给动物了，我们只留下精米细面。

可笑的是，很多现代人竟然会说：人吃五谷杂粮，哪有不生病的？可是你回头看看，现代人得的病——高血压、糖尿病、肥胖、便秘、过敏等，这些病大多是因为不吃五谷杂粮而得的。

你千万别把白米白面当五谷杂粮，医生在病人出院时，再三叮嘱：少吃肉，多吃五谷杂粮。其中五谷杂粮可不包括白米白面。

我不知道大家现在到超市购物时，有没有注意这样一个细节：超市里的全麦片，五斤、十斤包装的，比一袋五十斤重的面还要贵？那个全麦片，就是把碳水化合物去掉，剩下的麦子皮。你肯定知道，这些以前都是喂动物的，这些麦子皮比白面更有营养价值，

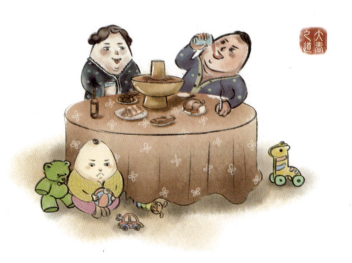

营养不是满足嘴巴的感觉

可是人只会拿口感来说事。

从这一个小的现象，你就能理解这个标题到底是什么意思了：吃得越好，死得越早。

我相信如果从专业的角度上，会有一些所谓的专家挑我的毛病，但是我只有这样讲，老百姓才能知道自己的病是怎么得的。

第三类就是蛋白质（我用豆类来代替）。

一说到蛋白，很多人就会想到肉类，可是大家要明白一个常识，蛋白分两种：肉里的蛋白，叫动物蛋白；豆类和五谷杂粮里的蛋白，叫植物蛋白。

中国人是吃五谷杂粮长大的，所以如果医生告诉你，要补一些含蛋白类的食物，千万不要回去给病人做肉吃。

第四类是矿物质（我用蔬菜来代替）。

第五类是维生素（我用水果来代替）。

第六类是纤维素（我用薯类和五谷杂粮来代替）。

第七类是水。

这就是人体的七大营养素。

这七大营养素如果按口感分，就两类：好吃的和不好吃的。这时，我惊奇地发现，这正好是现代人患两大类疾病的分水岭：一个是营养过剩所得的病，叫富贵病；一个是缺营养所得的病，叫营养缺乏病。

我们今天用口感来解读疾病，是要让你明白，无知的爱就是一种伤害。七大营养素口感比较好的，就是脂肪和碳水化合物，这就是现代人富贵病的根源。

我没见过任何一家保健品公司在卖脂肪和碳水化合物，剩下的五大营养素——蛋白质、矿物质、维生素、纤维素、水，都是各大保健品公司的拳头产品。这五大营养素，在现实生活中，因为口感都不好，很多人都不爱吃或吃得比较少，所以会缺乏。

我突然明白，为什么我们中国人得病是两个极端。两种营养好吃，吃多了患上富贵病；五种营养不好吃、不爱吃，患上营养缺乏病。

所以我们听过缺蛋白、缺铁、缺铜、缺锌、缺水，但没有听说过蛋白过剩、铁过剩、纤维素过剩、钙过剩、水过剩，我们听到的就是"缺"。

有一天，我在看动物世界，里面说每个动物都有天敌，它们会把老弱病残吃掉，这是大自然的规律。可是我在想，人是最高级的动物，在自然界没有天敌，那人类优胜劣汰的规则又是什么呢？

我突然想到老中医的一句话：苦口良药。你如果有时间，到中药店去看看，中药店的抽屉里到底有什么，你会发现，里面不乏很多我们平时认为口感差、不好吃、不能吃的植物，比如橘子皮、柿子蒂、五谷、杂粮、生姜、玉米须等。

这时，我不得不感叹：大自然真的太神奇了！它让人跟动物最大的区别，就是人有思想、有智慧。虽然人有思想，但你一定听过这么一句话：聪明反被聪明误。你发现大自然在食物链中，把要人命的食物，造得口感都特别好；把能救你命的食物，造得却像药物一样苦口。

这就是聪明与智慧的区别，大自然让管不住欲望的人先走，这就是自然规律，这就是天道。我们现代人连自然规律都不知道，更没有敬畏心，什么都敢吃，饮食无度，随心所欲。人在做天在看，今天你享受了，明天你就要还账。

纵观历史，以前穷人瘦，地主富豪胖，那个年代，营养缺乏是得病死亡率最高的。现在生活条件好了,大家都能吃饱肚子了,普通老百姓却开始肥胖,患上富贵病了;而事业成功、拥有财富的人,开始注重健康营养了。营养缺乏的病,不再是死亡率最高的病,富贵病反而成了死亡率最高的病。这不就是吃饱了撑的所得的病吗?我们要转变观念,不然会害了家里的三代人。

在饿肚子的年代,吃点好吃的,叫补充营养;在人人能吃饱的年代,应该把营养均衡当成是健康,也就是吃好,不是吃饱。

可是我发现,现在很多人,经济水平提高了,健康观念还停留在饿肚子的那个年代。

你要不信,问一问身边的人,吃点有营养的,他首先会想到的是什么食物。他一定会说:大鱼大肉,好吃的。可是你问他:矿物质、维生素是不是营养?他会说:是。那你再问他:这些营养在肉里多,还是在水果、蔬菜里多?他一定会回答:在水果、蔬菜里多。那你就告诉他:给家人多吃点水果、蔬菜。很多人会

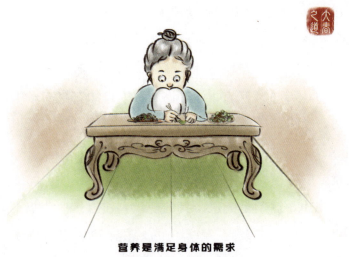

营养是满足身体的需求

(给嘴巴吃,十年后样子老;
给身体吃,十年后老样子)

很可笑地说：我觉得那个没营养。

这些问题，我无数次与病人交流过，他们无数次出尔反尔，自打耳光，是不是很矛盾，很可笑？

身体要的是营养，嘴巴要的是口感，这两方面的需求恰恰相反。一个孩子，他能懂什么？你问他想吃什么时，他一定要口感好的东西。

懂得健康的父母，应该约束孩子的行为，而不是放纵孩子的行为。如果孩子大口吃肉，父母就觉得很开心，这真的是"无知者无畏"，不知道就不会害怕，知道的人会后悔、会后怕。

大春金句

破价格贵的秘密就是：只讲价值，不讲价格。

悟：破价格的两个重点：

1. 顾客在问价格前，说出价值，顺序很重要。95%的人在这里错失良机。

2. 只谈值不值，不谈贵不贵，而且要清晰对比。不能是模糊的概念，比如"孝敬父母花这点钱贵吗？"这种价值对比是没说服力的。

要清晰地对比，比如说：如果不调理只吃药，最后引发并发症，在医院抢救，一天的抢救费就得两万多，我给你调理半年才花两万，调理好可能让你多活十年，躲过并发症的抢救风险，又少花十几万，你觉得值吗？

读者见证

读者:四月天

学了张大春老师这节"吃得越好,死得越早"的内容,知道了我妈妈的这些病是怎么来的。我妈84岁了,有高血压、糖尿病、脑血管疾病等,就是喜欢吃肉,喜欢吃甜食。读了您的书之后,现在才知道您说的"从知道到明白"这句话有多么地重要。于是,我跟她讲了很多关于健康的话题,让她少吃降压药,多吃蔬菜,她也照做了。没过几天,我问她血压有没有再上升,她说没有了,并且很高兴。

读者:何莉苹

感觉这节内容就是在讲我,太及时了。在没有学习大春老师的书前,我真的是这样的。每到寒暑假小孩放假回来,我都要想着法子、换着口味给孩子做肉吃,总认为这是给她补充营养。真的是无知者无畏,想想都后怕!幸好我有缘读到了大春老师的书,也还不算太晚。还有十几天,女儿就放假回来了,我已想好这个假期的饮食搭配了。我也还需要更加努力地学习,把这些健康观念传播出去,让身边的人都受益。

寄读者:学习了本节内容之后,你们有什么样的感悟呢?不妨拿起笔来,把你们的感想和心得记录下来。如果你们对本节内容还有什么疑问,请拿出你们的手机,动动手指扫左边的二维码进行关注,让我们在线上进一步地深入学习和探讨。

23

让家人远离大病的秘密

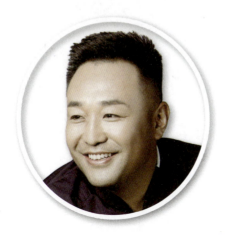

HEALTHY
CONCEPT

TREATMENT

健康观念 治疗

HEALTHY CONCEPT·TREATMENT

> **大春心语**
>
> 我希望每一个人都要懂得预防的意思，预防不是得了病以后再去找方法，而是得病之前给方向、方法。我更希望通过大春之道的内容，每个家庭把一抽屉的药，换成一抽屉的提高免疫力的产品，把吹空调、喝冷饮、不让身体出汗，变成锻炼身体、喝姜枣茶、喝柠檬水，做到冬病夏治。关注身体的排毒能力，学会与身体对话，知道身体的语言。

大家有没有发现，你身边那些长寿老人，他们眼睛不花，还在穿针引线，做家务；耳朵不聋，还能跟人聊天；记忆力好，还在给你讲小时候的故事；手上、脸上没有老年斑，手脚还暖和？这都说明微循环好。

更重要的是他们个个都心态好，心里不装事，爱说爱笑，关心别人。总结起来就一句话：身、心、灵健康，无毒一身轻。

讲到这里，我想大家应该知道我本节要讲的话题，就是关于毒素和排毒。

我发现，市场上95%的人一讲到排毒，就会讲错，因为很多人一提到排毒，就会说：现在食品不安全，添加剂超标，化学农药超标，空气污染，重金属超标，水质污染。他们会说，如果再不排毒，我们就成垃圾桶了，现代人得癌症都是因为这些污染。

如果这么讲下去，你就会发现，做排毒产品的人只能找病人，他们才会有危机感，大部分人对排毒不感兴趣。你是否想让身边的每一个人都关注排毒，愿意定期排毒，让全家人排毒，而且没有抗拒、远离大病？

下面我用大春之道的思维模式，给大家讲讲排毒与大病之间的关系。在这里，我发现了四个问题。

第一，空气、水、食品没有一个归我们管，是由国家和社会来负责的。如果是因为这些受到污染而得的癌症，我们只能听天由命了。

第二，即使是空气、水、食品污染让我们得的病，我们也是慢性自杀，可能需要几十年，才会发现毒素累加、疾病发作。

我发现有一种毒素，在一个月或一年内就会让我们患大病，但好在这个毒素，百分之百由我们自己来管。

第三，我们经常会看到各种食品污染、水质污染、空气污染的新闻，结果不到半年或一年，大部分人会用无所谓或麻木的态度来面对。因为他们认为，既然躲又躲不了，防又防不住，反正是别人的事情。所谓大病在别人身上叫故事，在自己身上叫事故就是这么来的。

第四，大病查出来全到中晚期，这导致大家对健康的忽略。因为早期检查，指标都正常，我们现代的人习惯了只相信指标，不相信身体给的信号，这应该引起大家的重视。

你把这四个问题连起来看，就会发现，我们的身体比医院里价值几千万元的仪器还要灵敏。所以，我们要学会和自己的身体对话，读懂身体的语言。只有这样，它才可以帮助你预防大的疾病，甚至可以让全家人都因此而受益，这就是身体的语言——健康状况自检表。

一说排毒这个理论，大家都不陌生。但是我经常跟很多学医的人在一起时，他们会跟我说：张老师，在医生那里，是没有排毒这个理论的。只有搞养生和做中医的，才有排毒这个理论。

所以很多学过西医的人说：张老师，排毒没有什么科学依据，因为没有办法去见证。于是我就问他：如果这个人大便不通，排不出来，医生给它起的名字，是不是叫肠梗阻？他说：是。那排出来了，不就不梗了、不阻了？肠梗阻就是大便堵到肠道的地方，形成了阻碍，虽然中西医的说法不同，道理却是相同的。

我再问：肥胖是不是因为血脂高？他说：是。那我们把减肥暂且叫作排毒。排完以后，那些脂肪不堵住心脏，不就没有心脏病，没有心梗了吗？堵住血管，压力变大，就像水管被堵住、水压变大是一个道理，这就叫高血压。

如果我们的肾脏通过排尿，把酸毒尿出来，尿酸就会降下来，我们就可能不会痛风了。可是这些酸毒尿不出来，血液里的尿酸就会高，就会导致痛风。

我对医生说，你把血液的垃圾用指标来表示，指标不正常，就是该尿的、该拉的、该排的、该往外出的没有出来，在身体里导致指标高，血液才出现尿酸高、肌酐高、转氨酶高等各种问题。

你们没有研究过排毒这个理论？医院里更没有排毒科，你们只能通过血液查病，但没有清理血液垃圾的科室，所以，就会认为排毒没有什么科学依据。

但实际上，简单地说，你们说的指标，老百姓叫作排毒。

也就是，把这些毒素排出来了，血液里没有垃圾了，指标不就正常了吗？

但是我发现，不仅这是医生对排毒不理解和有误解，老百姓也有一些误解，甚至连搞健康行业、自己手上有排毒产品的人，对排毒的理解也会有偏差。为什么这么说？下面，我把这个秘密给大家揭开，把不得大病的智慧告诉大家。

要我们命的不是吃进来的毒，而是排不出去的毒。为什么这么说？因为吃有两个困扰人类的事情：第一，食品的安全，不是老百姓能掌控的；第二，就像我上节所说的：吃得越好，死得越早。

对我们身体有伤害的食物就是口感好，大多数人不能自律。所以，我一直在想，有没有一种办法，可以让大多数人远离大病。

在这么多年的讲课过程当中，在与几万个病人的交流后，这些惨痛的教训让我突然发现了这个秘密。尤其是有些得大病的人会告诉我，他大便十几年都不正常；有的人十几年都手脚冰凉，不出汗；有的人十几年痛经，例假有血块；有的人十几年失眠；有的人抽烟几十年都没有痰……他们却错误并得意地认为，他们的身体一直很健康。因为便秘、不出汗、手脚冰凉、睡眠不好等，都是一些不疼不难受的症状。即使痛经的人也会认为，一个月就疼那么两三天，熬过去就好了。

老百姓也有一种错误的观念。他们认为，大病前期会很难受。可是现实却告诉我，小病才让人特别难受，比如感冒、发烧、拉肚子等，你甚至会请假，连班都上不了。

还有一个原因，由于我不是学医的人，所以没有用分科的思维模式把自己局限住，我才发现不同疾病也有共性。这也是为什么国家现在又要求各大医院配全科大夫，也就是懂所有科的大夫，为什么有些大病，要求几个科的大夫会诊。

医生注意的是，怎样才能让指标正常；而我注意的是，指标为什么不正常。也就是我经常讲的一句话：医生是在疾病中认识科学，健康是在生活中认识科学，所以不要拿医疗的科学来嘲笑讲生活常识的人。

在厨房门口教育，叫健康预防，用常识就可以做解释；在医院门口教育，叫疾病预防，用知识才能让人信服。所以我真的很开心，国家把健康纳入了国家政策，把健康教育当成重点，让健康预防进社区。

我总结了一下，我们的身体一共有八个排毒口，是谁把它们关掉的？怎么才能把它们打开？因为只有这样，我们才能预防大病，把健康交给自己。本节的主题就是如何让家人远离大病。这句话已经给了大家方向，就是：要我们命的不是吃进来的毒，而是排不出去的毒。

我希望大家把注意力放在身体的排毒能力上，因为排毒能力百分之百由自己管。

很多疾病反复复发，都是因为没有打通排毒口，就像我问的第二个问题一样：如果我把污水从水池子里清理掉，但是没有把出口给打通，那脏水会不会反复出现？这也是切除手术与排毒之间的区别，切除就是垃圾满了，帮你扔掉；排毒就是把管道打通，让它自动排掉。

我相信，你也明白了"小病不得，容易得大病"的意思了吧。这里有两层意思：第一层意思是，一个正常的人，为什么每年都会得两到四次的感冒、发烧呢？这是因为，人虽然每天都在大小便或出汗、吐痰，但也会通过感冒、发烧来一个身体的清扫。

第二层意思是，感冒是小病，我们可以通过多喝水、多休息、多出汗、大小便通畅、饮食清淡、提高自身的免疫力来治愈小病。这就是自己给自己治疗的过程,以后才会不容易得大病的秘密所在。

所以,我希望每一个人都要懂得预防的真正含义。预防不是得了病以后再去找方法,而是得病之前给方向、给方法。我更希望通过大春之道,每个家庭都能把吹空调、喝冷饮,变成锻炼身体、喝姜枣茶、喝柠檬水,做到冬病夏治。

关注身体的排毒能力,学会与身体对话。人体的毒没被排出,食物和保健品就有可能变成负担,所以健康教育是服务市场的第一步。

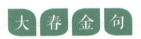

企业由三部分组成:产品(服务顾客)、制度(服务经销商)、培训体系(有顾客,有经销商)。大多数企业缺乏对顾客的培训。

悟:想破邀约难、业绩慢的难题。

产品、制度、培训是健康行业三大组成部分,当大家都在培训制度、培训产品、培训加盟商时,你想没想过培训顾客?未来市场的竞争不再是产品竞争、制度竞争、人才竞争,而是顾客竞争。得顾客者得天下,要让顾客受益,让顾客喜欢,让顾客邀约。

读者见证

读者：新禅哥

读这本书之前,"排毒"这个概念我知道,但是却不明白"为什么要排毒"。在读到您的"要我们命的是排不出去的毒"这个内容时,我彻底明白了"无毒一身轻,远离大病危害"的健康大道。大春老师这节内容,将会唤醒更多的人对排毒的重视,特别是对我这样的健康从业者来说,普及这样一个"要我们命的是排不出去的毒"的概念,将可以帮到更多的人远离重大疾病危害。

读者：玫

感恩大春老师,又一次让我明白了大病的根源在于排毒。我们生活在这个大环境里,改变不了环境,但是可以改变自己的生活习惯,管理好自己的进口和出口。以前没有学习大春老师的著作,不明白为什么调理好了还会反复。现在才明白一切都是因为没有真正调理好,没有真正给身体排毒,身体的问题才会反复。所以,我要打通身体管道,彻底清理身体垃圾,给身体大扫除,这样才能真正解决我身体亚健康的问题。

寄读者：学习了本节内容之后,你们有什么样的感悟呢?不妨拿起笔来,把你们的感想和心得记录下来。如果你们对本节内容还有什么疑问,请拿出你们的手机,动动手指扫左边的二维码进行关注,让我们在线上进一步地深入学习和探讨。

24

比流感更可怕的误区

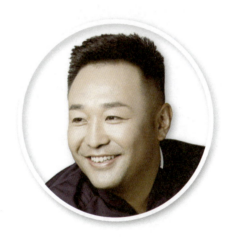

HEALTHY
CONCEPT

TREATMENT

健康观念——治疗

大春心语

我们每一个人都要重视健康,真正地把预防做到在生病之前,千万不要把预防当成是生病以后要去做的事情。

你感冒前的生活习惯和感冒后的治疗方法,这两个都需要去改正一下。感冒之前做到五个行为,才能让我们远离这些疾病,不再害怕感冒、发烧。

一到流感的爆发期,我就会看到很多人到处寻医问药,总有新闻说,医院里儿科爆满,甚至有的医院医生严重不足,导致很多患儿无法就诊。

我每天在微信群里,都能接到几十个人的咨询。有的人问:孩子感冒了怎么办?有的人问:家人感冒了怎么办?有的人是自己感冒了。

当我给他们一些简单的食疗方案,他们用一两天时间把感冒调好后,他们会很惊讶地感谢我。他们说:如果按照以前的治疗方法,至少得三到七天,不去医院不行,而且还会很难受。结果,没想到用先找方向、后给调理方案的办法,竟然一天或两天就把感冒调好了。

他们在惊讶之余,我却在纳闷,流感是可以预防的,为什么每个人却无动于衷呢?其实,你只要注意听我在线上课程中讲的五个行为,就可以让全家人不得流感。哪怕是得了流感,也可以用这五个方法轻松地调好身体。

我先纠正大家一个错误的观念。我请所有的人,为了家人的身体健康,提前做好预防,不要等他们生病了,得流感了,再到处寻医问药。亡羊补牢,很容易错上加错,让下次感冒时间更长,甚至会小病治成大病。因为药物会让你的免疫力下降,输液会让你的体质变寒,消炎药会把你肠道消化食物和排出毒素的活性酶给一起杀掉。这就是为什么很多人治完感冒以后,消化变差,大便不正常,身体更怕冷,其他疾病如炎症更加重。

这些副作用是众所周知的,老百姓知道,医生更知道。那时你的身体将更容易生病,生病时间变得更长,小病变成大病,到时你就会和医生一致认为:是小病拖成了大病。

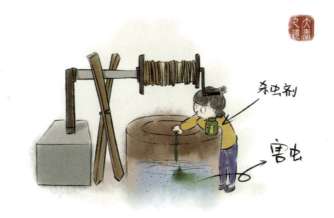

为了杀一种害虫给井水撒药

我听很多家长反映,医生说他们的孩子得肺炎,是因为感冒拖得时间太长，却没有人反问过，输液多了以后，身体受寒，肺也受寒，咳嗽能不加重吗？有的家长说：他的孩子肾功能衰竭，感冒前好好的，怎么一个感冒，十几天输液，肾就不行了？

我们听到的还是那个答案：感冒引起的肾功能衰竭。你怎么没想过，肾脏是要代谢液体里的废物，十几天的输液，肾脏代谢不了这些药物的毒素，肾功能能不下降吗？

有的家长说他的孩子出现了过敏，感冒之前，身体没有过敏；感冒用药之后，开始过敏。你是否同样认为这是由感冒引起的？

你有没有想过，感冒病毒和药物的副作用，同时在伤害你的肝脏？肝脏不能及时排出这些毒素，毒素就从皮肤排，这就导致了药物性过敏，是因为药物用得太多，伤到了肝。很多家长却会给孩子加上治疗过敏的药物，再错上加错。万一免疫系统真的紊乱，以后孩子得的可不是过敏了，有可能是红斑狼疮，或者是其他的大病。

我不想再去讲这么多错上加错的例子，真的是无知者无畏。我们听过太多孩子为了治疗感冒，结果因药物的副作用引起抽风、心律不齐、发育迟缓、过敏等症状的例子。当这些问题出现时，我相信所有的家长在医生那里得到的回答是这是由感冒引起的，因小病拖延而导致的，却没有一个人去反思这是否是因为药物的副作用。这也是为什么并发症的"并"不是生病的"病"，而是一并的"并"。这说明并发症不是病引起的，而是药物的副作用叠加一并出现的。你如果不相信，吃药之前就先看药物的说明书，药物说明书的副作用一栏写得清清楚楚。

这种说法，从医院传到老百姓家里，很多家长就开始害怕自己的孩子感冒，恐惧小小的感冒。因为听说有的孩子因为感冒引起了呼吸系统感染，引起了过敏，有的引起了肾功能衰竭，所有的家长就会第一时间疯狂地把感冒的孩子送到医院去治疗。这就是医院看病的人越来越多，病人的身体却越来越差，感冒的时间却越来越长的原因。

很庆幸，我们的国家开始严格控制抗生素的滥用。但是我发现，我们只控制是不行的，我们还要给老百姓传输正确的预防和调理感冒的方向、方法，不然这几十年滥用西药的习惯和观念很难被纠正过来。你要反思为什么西方国家——西药的发源地，会严格控制抗生素的使用，只有对急性病、快不行了的人、要抢救的人，才能用上抗生素。在我们中国，却出现了对感冒像抢救急性病一样，需要用抗生素、打点滴，甚至还有很多人自豪地说：我用的是进口的。

看看我们身边长寿的人，你问他长寿的秘密是什么，他会告诉你：心态好、放得下、吃得杂（意思就是营养均衡，可以提高免疫力）、小病抗（意思就是自己给自己打疫苗）。

因为我们打的流感疫苗就是流感病毒，免疫力把病毒杀死，就等于产生了抗体，你就不用再害怕流感。一旦身体有了流感抗体，别人被传染，你不会再被传染，这就是小病为什么要扛过去。只要你扛过这一次，以后只要免疫力好，这个疾病就不再找你麻烦，连乙肝都可以做到终身有抗体。

大家发现没有，老祖宗早就很聪明地用一句话总结了让所有人健康长寿的秘密，这句话就是"小病不得，容易得大病"。小病就是感冒、发烧等，这里的得小病，就是让我们把小病扛过去的意思，这样可以提高免疫力，就相当于自己给自己打疫苗，既可以恢复健康，又可以防大病。

但在这里，我要着重提醒大家，因为现在的孩子，感冒、打针、吃药太多，平时喝冷饮、吹空调、吃肉太多，身体一个比一个差，所以在没有改变下面说的五个行为之前,不要轻易去扛,因为他的底子不够好。

当我一说到扛,很多人就会反问我:万一扛不过去怎么办?这里讲的扛,不是你认为的等死、无动于衷、无所事事,一定要为身体做点什么,这也是我这节内容的意义:如何支持身体把感冒病毒扛过去,而不是错上加错。

病毒来了,你把药物也一块带到身体里。就像十四年抗战,我们为了打赢这一仗,后方支援粮食、人员,前方增加枪炮、弹药,还有更重要的是统一思想,团队建设。十四年抗战和抗感冒是一个道理,那我们每一个人应该怎样支援自己的身体?

本节,通过我对感冒的解读,让大家先统一思想,下节我讲的是"预防流感的五个要素",即改变让我们容易得流感的错误行为,也是让我们以后得大病的可怕行为。

还记得我前面讲过的一句话吗?因果当下报是小病(感冒),因果未来报是大病(炎症或癌症)。

但我知道很多人很着急要答案,这是中国人这样几十年的习

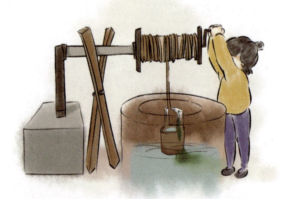

害虫被杀死了,但井水也有毒了,这就是"并发症"

惯和观念，需要你静下心来好好思考。这两节的内容能让你全家一辈子都受益。

我讲过，帮助一个人得到健康有三步：第一步是调观念；第二步是调习惯，第三步才是调身体。如果病人的观念不改，习惯更难纠正，错误的生活习惯不改，那没有一个医生能治好他的病，救得了他的命。

本节有两个重点：第一个是，当你在害怕感冒时，我要告诉你的是，感冒是可以通过我们的生活习惯和一些方式方法去预防的；第二个是，当我们在治好感冒之后，这将会给我们的身体造成什么样的副作用。

我希望，我们每一个人真正地把预防重视起来，千万不要把预防当成是生病以后要去做的事情。你感冒前的生活习惯和感冒后的治疗方法，这两个都需要去改正一下。让我们远离这些疾病，让我们不要再害怕感冒、发烧。

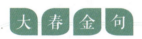

没有调不好的病，只有救不了的人。

悟：如果抛开遗传因素，看看哪个疾病（我讲的所有疾病都是指慢性疾病）与你的心态、生活习惯没有关系？

所以每个人只有改变自己，才能救自己，救一个病人，要先救他的心与灵，再救身。

太多的人被所谓的专业困住，再专业你也得尊重自然，给百姓一个结果吧，专业也是服务于生活的。

读者见证

读者：刘霞

读了大春老师的这节内容，我想起了我们小区的一个7岁男孩子，他从小由奶奶带着。这个小孩子就经常感冒、发烧、咳嗽、肚子疼，一有这些症状就被带去打点滴，导致孩子现在手脚冰凉，手心脚心出汗，脸色煞白，没有一点血色。后来我就用大春老师的故事，给阿姨讲要想孩子学习成绩好，是提前给孩子补习好还是考试后给孩子补习好。阿姨这回听明白了一些，现在每天晚上给孩子用泥灸热敷双脚、肚子和后腰。

读者：小腰精露露

非常感谢大春老师的讲解。读了这节内容我深深地知道，打针吃药会让孩子的身体越来越差。我的小孩生下来的时候，在家还没有满月就感冒了，满月以后就去打吊瓶，所以一直到高中，她的身体都非常差。我进入健康行业以后，才知道通过保健食品来调理孩子的身体。通过保健品调理以后，孩子的抵抗力增强了，以前来例假的时候痛经，现在也不怎么痛了，而且皮肤也变好了。

寄读者：学习了本节内容之后，你们有什么样的感悟呢？不妨拿起笔来，把你们的感想和心得记录下来。如果你们对本节内容还有什么疑问，请拿出你们的手机，动动手指扫左边的二维码进行关注，让我们在线上进一步地深入学习和探讨。

25

预防流感的五个要素

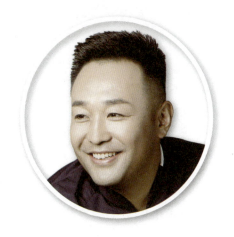

HEALTHY
CONCEPT

TREATMENT

健康观念——治疗

HEALTHY CONCEPT TREATMENT

> **大春心语**
>
> 一般人认为,并发症是疾病所引起的病,却没有想过这是药物的副作用引起的病,因此我们更害怕疾病,不害怕乱吃药。这种错误的观念一旦形成,直接会影响几代人,后果不堪设想。

现在的人陷入了两种恶性循环:一种是越吃药,副作用越大,副作用引起其他的脏器受损,然后你又要增加其他的药物,来治疗新出来的病,这是一个能看到的恶性循环。还有一个看不到的恶性循环,就是我们把很多药物的副作用,用一个概念归类,叫并发症。一般人认为,这是疾病所引起的病,却没有想过这是药物的副作用引起的病。所以我们更害怕疾病,不害怕乱吃药,这种错误的观念一旦形成,会直接影响几代人,后果真的不堪设想。

纠正了这两个错误的观念,接下来就给大家讲讲调理和预防流感的方法。大家有没有发现,一般到了冬天或是换季时,流感患者就会偏多？这是什么原因呢？

我发现大家都把注意力集中在生病上，却没有注意到造成流感这么高发的一个主要因素是温度。我再问大家：是温度上升还是下降，才导致这么多的流感？答案你肯定知道：是下降，寒气进入身体，没有排出。

一说到寒，大多数人想到的是多穿衣服保暖，但你忽略了这几种情况也会让你感冒：一个是呼吸了寒气；一个是出汗没有及时处理，热汗变成冰水，贴伏在皮肤上；还有夏天吃冷饮、吹空调和打点滴，导致身体比正常的人寒凉，再加上气温下降，你的身体一定会出现症状，要么是感冒，要么是湿疹、荨麻疹。所以，我这里讲的寒，更多的是每个人体内的寒。

预防换季或冬天流感的第一个要素，就是提升我们的身体温度，而不是只会用加衣服来保暖。大家有没有注意这么一个现象：卖冰棍的在冰棍上盖棉被，卖热馒头的在馒头上盖棉被？这说明了什么？这说明，棉被只是保温的，而不是升温的。如果里面是凉的，棉被越厚，里面越凉。

同理，你的孩子因为夏天吃冷饮、吹空调、打点滴太多，本身就比同龄正常的孩子手脚更冰凉，更怕冷，到冬天，你没有给他提高身体的内在温度，只是一味地加厚了衣服，这就和在冰棍上盖被子是一个道理。

我希望每一个家长先想办法提升家人的内在体温，这样既可以御寒，又可以预防手脚冻疮，更可以预防因为风寒引起的感冒，还可以预防你意想不到心脑血管疾病。"风"不就是风、"寒"不就是寒吗？为什么这两个字一连起来，你就不认识了呢？其实，很多人对风寒引起的感冒有误解，就在于得这种感冒的人，体温是升高的，但是他自己的身体内在却是发冷、发抖的。很多人只在乎发烧，所以就用了输液、打点滴来退烧的办法，却忽略了把寒气从身体里逼出来。

我们的身体很智能，当受寒感冒时，我们的身体会让体表温度升高，把毛孔打开，身体会因为寒冷而发抖，这种抖动会产生热能。我们如果能正确地支援身体，让内在的体温上升，就能把寒气排出来，因为皮肤的毛孔是打开的，排寒、排汗会比较快。

我相信20世纪80年代以前出生的人都有这样的经历。当我们受寒感冒了，身体冷得直发抖，老一辈人一定不会去退烧，而会让我们喝点姜汤，然后抱个热水袋，盖两床被子去睡觉发汗。有的人睡的是热炕头，出汗会更快。我们出完汗以后，一觉醒来，衣服湿透，不是叫饿，就是叫渴，因为出汗消耗了很多的体能和水分，感冒就这样好了。

但是现在的孩子，一发烧就打点滴。当你打点滴的时候，你有没有想过，人的体温在37℃左右，正在发烧，你退烧打的吊瓶的温度只有10℃左右，这就相当于寒上加寒，把低于体温20多℃的液体往身体里打，烧可能退了，但是体内的寒气又加重了，下次感冒肯定会更严重、更频繁。你还会错误地抱怨流感加重了。

我应该告诉你，是你的身体寒气加重了。更可怕的是，身体受寒的孩子发育迟缓、消化变差、造血能力下降、性格变内向，这都是体内温度低导致的。我相信所有人都听过这么一句谚语："冬吃萝卜夏吃姜，不劳医生开药方。"但是今天我为什么又会建议大家在冬天喝姜汤祛寒气呢？是因为我们现代人，夏天吸的冷空气太多，吹空调太多，喝的冷饮太多。

为了预防冬天再次发生类似的事情，我给大家提供一个食疗的方案。每到冬天，逢年过节，现代人吃的肉比平时更多，肉加寒凉，消化变差，别说让你感冒、发烧，更会让血液黏稠，导致堵塞，堵住脏器，更容易生大病，连脑梗、心梗等心脑血管疾病，冬天都是高发期。所以，我给大家开的食疗方案就是熬一碗生姜红枣汤，给全家人喝，最好是喝到胃暖或微微出汗。不要问我要不要加蜂蜜，因为口感不好，姜要不要去皮，因为害怕农药，晚上能不能吃姜，因为听别人说"晚吃姜如砒霜"之类可笑的问题。你们给家人吃药的时候，怎么没这么认真过？姜是加速血液循环的，晚上睡觉时血液循环加速，人就会兴奋，很难入睡，所以我只建议早上和中午用此方，它没有副作用，比药安全。这是我讲的第一个可以预防流感的要素，是全家可以用的方案。

它还有一个更神奇的作用，就是帮助消化。有一个常识，我相信大家都知道，吃完饭喝冰水，不管是什么季节，消化都会变差，反之用这个食疗方案，肯定能帮助你消化。我经常听很多老年人反馈说，吃点食物肚子就胀，消化不好。很多做儿女的根本没想过，这是因为人老了，气血下降，温度下降，运动变少，消化变差，食物自然很难消化，随之而来的是肠胃疾病，炎症反复，结节增生。大家必须知道一个常识：肠道是人体最大的免疫系统。肠道干净，人就容易长寿。这个食疗方案可以帮助每一个人增加肠道的温度，又相当于增加了肠蠕动，更会帮助消化食物，气血也能相应地变好，这也是让老人增加寿命的一个简单有效的食疗方案。

第二个要素，就是少吃肉类食物。我已经提醒过大家，肉加冰对我们的伤害和风险，它不光会引起积食和发烧，还会引起消化系统疾病，更会引起未来的心脑血管疾病。

第三个要素，就是少熬夜。大家都知道，熬夜会伤肝。这里有一个常识，你必须知道，肝脏只有晚上才排毒，你白天睡得再多，肝脏都不会帮你工作。所以白天越睡，人会越累，晚上按时睡觉，有睡美容觉之说，这也是预防流感的一个重要因素。

第四个要素，提高免疫力。我在前面的内容中专门讲过，这里就不再提了。我只希望每一个家庭,一定要在流感来临之前,给家人补充益生菌、维生素C或酵素类提高免疫力的产品,不要等感冒了,才把这些产品当药物来用。

第五个要素,就是多运动。我们现在太缺乏运动了。孩子为了学习成绩,家人不让运动;成人因为有交通工具,缺少运动;上班的人因为忙于工作,没有时间运动。总之,缺少运动后,我们身体整体的消化能力、排毒能力、代谢能力、血液循环能力、免疫力等,都会下降。

我讲的这五个重点——提高脏腑温度,少吃肉,多运动,早休息,补充一些提高免疫力的产品——都可以在感冒前,像吃饭一样简单,让自己和家人去做,总之比你去医院省钱、简单、有效,还没有副作用,全家可以用,终生可以用。如果长期按这五个方法,引导自己和家人,就可以做到小病扛,大病防,更健康。

大春金句

身体越差,调整反应越明显;产品越好,调整反应越明显。

悟:不懂排毒反应,会把恩人当仇人,
不懂好转反应,会把排毒当加重。
胡吃海喝时嘴巴享福了,身体却遭殃了,
毒素排出的过程怎么会舒舒服服呢?
就像几年不打扫的卫生间会很香吗?
人的要求也太过分了。

读者见证

读者：梁悦涵

由于身体的原因，我喜欢养生十多年了。从事养生行业两年多，更调理好了自己的身体。从小我就知道妈妈的身体不好，她有风湿性关节炎，到了大夏天，腿关节疼痛，就用火炉烘烤腿关节。越烤越冷，后来妈妈都不敢再烤火了。这么热的天气烤火炉还变冷是不能理解的，现在我终于明白了这是在排寒气。直到我做了养生，帮她慢慢调理，一年四季都让她保暖，现在她不用吃药也没有那么疼了。

读者：兰文华

学习了大春老师这节内容，我想到我十几年前的一件事。那时是农历三月天，我到田里挖地，淌了一身汗，就脱下了外套。我到家不久，就感到头晕，后心冷。晚上，又头疼了，我没吃晚饭就睡觉了。第二天，我觉得精神好些，就没把感冒的事放在心上。谁知这一次后，身体就特别怕冷，尤其怕风。读了老师的书后，我选择了益生菌和酵素，同时给身体排毒。我相信，用老师的健康理念指导生活，我的身体会越来越棒。

寄读者：学习了本节内容之后，你们有什么样的感悟呢？不妨拿起笔来，把你们的感想和心得记录下来。如果你们对本节内容还有什么疑问，请拿出你们的手机，动动手指扫左边的二维码进行关注，让我们在线上进一步地深入学习和探讨。

《健康观念"治疗".Ⅰ》众筹发起人

修　君	蔡子毅	王明丽	赵怀寿
吴光文	潘思炳	常　辉	陈焕江
姜智珲	林　洽	李向阳	张莉娜
许良多	呼　和	黄　岩	符新禄
白　亮	李海英	谢美华	盛艳芬
杨春雁	黄慧鸣	赵　玲	程时倩
张镇城	刘小红	陈　霞	李凤华
刘献文	刘启华	申晓静	杨爱民
王福俊	李　莉	董细敏	王怡然
郭帅岐	高　铭	辛德贵	操俊秀
苏建飞	龙柔任	谢先芝	陈立新
毕亚平	黄家宏	冯　静	胡桂燕
陈文斌	李万富	陈曙光	彭文卫
习鑫文	胡仙芸	李继宗	刘长军
厉　斌	刘云飞	张皓程	李桂枝
闵庆海	李明优	唐树琴	唐　健
裘雪春	林育才	杨文林	熊　敏
徐　静	夏夕雅	甘婉萦	徐书国
杨　飞	马素红	盛馨冉	郑芳莉
田　甜	王文军	邓永新	张小江
王　刚	朱正兴	杜以斌	李世成
于化芹	白怀录	李伟峰	刘　洁
王乔利	王　赛	王嘉嘉	常　晖
贾海燕	胡朝辉	唐忠秀	韩艳芬
何高俊	刘亚龙	孙华东	张恩平

李引平	千顺爱	李　艳	宋　佳
张　丽	周友伟	黄海棠	赵梓伊
于志远	吴　好	朱健飞	杨新连
董　平	胡　艳	万　鹏	
王友国	许福祯	王桂岩	
刘　魁	张　勇	胡福梅	
马玉屏	何万波	袁雪峰	
刘玉兰	王　超	候文菊	
钟凤嫦	陈　莹	范　中	
白光前	白　斌	赵传文	

（排名不分先后，期待您的加入）